Part 1　褥瘡・創傷ケア

Part 2　感染管理

Part 3　緩和ケア・がん化学療法・がん疼痛管理

Part 4　クリティカルケア

Part 5　摂食・嚥下ケア

Part 6　糖尿病看護

糖尿病足病変ハイリスク患者へ予防的フットケアを行う
褥瘡予防の骨突出部へのマッサージは禁忌
周術期の血糖は200mg/dL以下にコントロールする
人工気道チューブは定期的に交換しない
死後の処置では、綿詰めは必要ない

最新エビデンスに基づく
「ここが変わった」看護ケア

監修　道又 元裕

気管吸引は、時間を決めて定期的には行わない
手術創の消毒は必ずしも行う必要はない
心肺蘇生では、まず胸骨圧迫を行う
尿道留置カテーテルは閉鎖性を維持する
褥瘡は乾燥させてはいけない
嚥下しやすい食形態として、きざみ食は適切ではない
褥瘡予防ケアには、適切な体圧分散寝具を使用する
上肢・下肢の浮腫では極端な"四肢挙上"にしない
術前剃毛はしないで、クリッパーで除毛する
血糖コントロールは責任インスリンを意識する

照林社

CONTENTS

Part 1 褥瘡・創傷ケア
編集：中川ひろみ

1	褥瘡予防ケアには、適切な体圧分散寝具の使用が効果的である	●吉井 忍	2
2	褥瘡を予防する目的で行う骨突出部へのマッサージは禁忌	●吉井 忍	6
3	褥瘡予防では「頭側挙上は30度まで」。でも、呼吸困難などで「30度以上の頭側挙上」をしたい場合はどうする？	●吉井 忍	8
4	創周囲皮膚の洗浄は微温湯でよい。むしろ洗浄剤を用いて、十分に洗い流すことが重要	●吉井 忍	11
5	褥瘡は乾燥させてはいけない。湿潤環境で管理する	●吉井 忍	14
6	浅い褥瘡には「創傷被覆材」。でも、貼ってみたけどなかなか治らない	●吉井 忍	17
7	手術創の消毒は必ずしも行う必要はない	●貴田寛子	21
8	手術創は、滅菌したドレッシング材で48時間閉鎖する	●貴田寛子	22
9	術後48時間はドレッシング材で閉鎖。でも、状況や部位によりうまくいかなかったら、どうする？	●貴田寛子	24
10	褥瘡予防、座位姿勢では「90度ルール」。患者の体格に合わせた車椅子がない…どうする？	●吉井 忍	27
11	下肢潰瘍患者の「足浴」は、潰瘍の程度により行ってもよい	●丹波光子	30
12	下肢潰瘍で血流障害がある場合、壊死組織は切除してはいけない	●丹波光子	32
13	手術後DVTの予防ケアでは、皮膚トラブルに注意する	●丹波光子	34
14	創傷治癒のために術前に「低栄養を改善」。入院期間の短縮化に伴い、栄養評価・改善が難しい…どうする？	●貴田寛子	36

Part 2 感染管理（手術部位感染防止ケア）

編集：雨宮みち

1 手術時手洗いは、ラビング法で洗浄消毒剤を用いた方法と同等の効果が得られる
　　　　　　　　　　　　　　　　　　　　　　　　　四宮 聡、飯島正平　40

2 剃毛はしないで、手術直前にクリッパーで除毛を行う　四宮 聡、飯島正平　41

3 予防的抗菌薬の投与は原則を理解して麻酔導入前後に行う　四宮 聡、飯島正平　42

4 周術期の血糖は200mg/dL以下にコントロールする　四宮 聡、飯島正平　44

5 低体温防止のために術前から積極的に加温を進める　四宮 聡、飯島正平　45

6 中心静脈カテーテル挿入時には高度無菌バリアプレコーションで感染を予防する
　　　　　　　　　　　　　　　　　　　　　　　　　　　　赤峰みすず　47

7 尿道留置カテーテルは閉鎖性を維持する　中村寛子　48

8 尿道留置カテーテルは必要なとき・必要な期間"だけ"留置。
　でも、なかなか抜去できない状況…どうする？　中村寛子　50

9 血液培養は2セットが原則。でも、なかなか採取していない現状…どうする？
　　　　　　　　　　　　　　　　　　　　　　　　　　　　赤峰みすず　52

10 禁煙が術後の手術部位感染を防ぐ。では、入院にあたってどのようにかかわる？
　　　　　　　　　　　　　　　　　　　　　　　　　四宮 聡、飯島正平　53

11 SSI対策のケアバンドル遵守が効果的。では、どのように進める？
　　　　　　　　　　　　　　　　　　　　　　　　　四宮 聡、飯島正平　55

12 感染対策におけるサーベイランスは有効。では、どのように実施する？
　　　　　　　　　　　　　　　　　　　　　　　　　四宮 聡、飯島正平　56

Part 3　緩和ケア・がん化学療法・がん疼痛管理　編集：坂元敦子

1. 体表にある悪性腫瘍の悪臭に対しては、メトロニダゾールを使用する
　●鈴木理恵　60

2. リンパ節郭清を受けた患側上肢では採血や点滴を避けたほうがいい
　●田中清美、高木陽子　62

3. 上肢・下肢の浮腫（リンパ浮腫）で極端な"四肢挙上"にしない
　●田中清美、高木陽子　64

4. 化学療法施工時のルート管理：
ダカルバジン投与時は投与経路をすべて遮光する
　●新田理恵　65

5. 悪心・嘔吐のリスクが高い抗がん剤に対しては、あらかじめ制吐薬を併用する
　●野田耕介　67

6. 血管外漏出が疑われたとき、ステロイドの皮下・皮内注射の有用性は明確ではない
　●坂元敦子　69

7. 起壊死性抗がん剤による血管外漏出には、温罨法は推奨できない
　●坂元敦子　71

8. 死後の処置として、綿詰めは必要なくなってきている
　●伊藤祐子　72

9. 5-FU急速投与時に「口内炎予防のためのクライオセラピー」は有効。
でも、FOLFOX療法では難しい…どうする？
　●田端理恵子　74

10. 突出痛に対して「決められた量のレスキュードーズを使用」。
足りない場合や、眠気を誘発する場合…どうする？
　●橋詰智恵美　77

Part 4　クリティカルケア　編集：卯野木 健

1. 呼吸がない患者をみたら、まず胸骨圧迫を行う。人工呼吸が最初ではない
　●卯野木 健　80

2. 人工呼吸患者の気管吸引は、開放式吸引ではなく閉鎖式吸引が主流になった
　●卯野木 健　82

3. 気管吸引は、時間を決めて定期的には行わない
　●卯野木 健　84

| 4 | 人工呼吸患者に対して、やみくもにスクイージングを行わない | ●卯野木 健 | 85 |

| 5 | 重症患者に対する栄養療法は、まず経腸栄養から開始する | ●卯野木 健 | 86 |

| 6 | 集中治療患者にはインスリンを使用した"適切な"血糖コントロールを行う | ●卯野木 健 | 87 |

| 7 | 鎮静深度はJCSやGCSでなく専用のスケールで評価する | ●卯野木 健 | 89 |

| 8 | 鎮静はできる限り行わない。人員不足で、管理するのは困難では？ | ●卯野木 健 | 90 |

| 9 | 1日1回、鎮静を中断するべき。中断基準やケア人員はどうする？ | ●卯野木 健 | 92 |

| 10 | 気管チューブのカフ圧は"耳たぶの硬さ"ではなく、カフ圧計を用いてしっかりと管理する | ●卯野木 健 | 94 |

| 11 | トイレッティングはルーチンでは行わない | ●卯野木 健 | 96 |

| 12 | ARDS患者に対しては、腹臥位療法をトライすることも | ●卯野木 健 | 98 |

| 13 | 人工気道チューブは定期的に交換しない | ●卯野木 健 | 99 |

| 14 | VAP予防では"30度頭部挙上"が原則。でも、実行が難しい… | ●卯野木 健 | 100 |

| 15 | せん妄に注意する。でも、見抜くのが難しい…どうする？ | ●卯野木 健 | 102 |

Part 5　摂食・嚥下ケア

編集：浅田美江

| 1 | 誤嚥を予防するための姿勢は、座位ではなく体幹角度30度＋頸部前屈である | ●浅田美江 | 106 |

| 2 | 嚥下しやすい食形態として、きざみ食は適切ではない | ●浅田美江 | 108 |

| 3 | 経腸栄養剤の半固形化栄養法は合併症予防に有効。でも実施が難しい…どうする？ | ●三鬼達人 | 110 |

| 4 | 口腔ケアは有効。でも、用品の選択・使用方法がわからない…どうする？ | ●田中さとみ | 113 |

Part 6 糖尿病看護

編集：瀬戸奈津子

1. 血糖コントロールは責任インスリンを意識する
   ● 大倉瑞代、瀬戸奈津子　118

2. "インスリン分泌能検査"の結果を確認しながら、糖尿病ケアを進める
   ● 大倉瑞代、瀬戸奈津子　120

3. "BOT療法"により、生活に合わせてインスリン注射時間を選択できる
   ● 大倉瑞代、瀬戸奈津子　122

4. 糖尿病足病変ハイリスク患者へ予防的フットケアを行う
   ● 大倉瑞代、瀬戸奈津子　124

5. 血糖自己測定（SMBG）は効果的なタイミングで行い血糖コントロールに生かす
   ● 水野美華　126

6. 糖尿病妊婦のケアにおいて大切なことは母体の血糖コントロールである
   ● 兵頭裕美　127

7. 糖尿病腎症は、早期の対処により、予防・進展抑制が可能となる
   ● 水野美華　130

8. カーボカウント法を正しく理解しよりよい血糖コントロールとQOLの改善をめざす
   ● 兵頭裕美　132

カバー・デザイン　大下賢一郎
本文DTP　明昌堂
本文イラストレーション　SUNNY.FORMMART,
　　　　　　　　　　　　Keiko Okada, Chiharu Utsumi
メディカル・イラストレーション　村上寛人

執筆者一覧

監修
　道又元裕（杏林大学医学部付属病院看護部長）

編集（執筆含む）

[Part1 褥瘡・創傷ケア]
　中川ひろみ（横浜創英大学看護学部講師）

[Part2 感染管理]
　雨宮みち（公益社団法人日本看護協会看護研修学校認定看護師教育課程感染管理学科主任教員／感染管理認定看護師）

[Part3 緩和ケア・がん化学療法・がん疼痛管理]
　坂元敦子（杏林大学医学部付属病院看護部／がん看護専門看護師）

[Part4 クリティカルケア]
　卯野木　健（筑波大学附属病院副看護部長）

[part5 摂食・嚥下ケア]
　浅田美江（社団法人愛知県看護協会教育研修課長、認定看護師教育課程「摂食・嚥下障害看護」主任教員）

[Part6 糖尿病看護]
　瀬戸奈津子（大阪大学大学院医学系研究科保健学専攻統合保健看護科学看護実践開発科学講座 准教授）

執筆
　吉井　忍（富山大学附属病院看護部外科外来／皮膚・排泄ケア認定看護師）
　貴田寛子（順天堂大学医学部附属練馬病院看護部／皮膚・排泄ケア認定看護師）
　丹波光子（杏林大学医学部付属病院看護部／皮膚・排泄ケア認定看護師）
　四宮　聡（箕面市立病院チーム医療推進部／ICT、感染管理認定看護師）
　飯島正平（公立学校共済組合近畿中央病院第三外科部長）
　赤峰みすず（大分大学医学部附属病院看護部 感染制御部／感染管理認定看護師）
　中村寛子（市立長浜病院看護局／感染管理認定看護師）
　鈴木理恵（杏林大学医学部付属病院看護部／がん看護専門看護師）
　田中清美（杏林大学医学部付属病院看護部／リンパセラピスト）
　高木陽子（杏林大学医学部付属病院看護部／リンパセラピスト）
　新田理恵（杏林大学医学部付属病院看護部化学療法病棟／がん化学療法看護認定看護師）
　野田耕介（杏林大学医学部付属病院看護部／がん化学療法看護認定看護師）
　伊藤祐子（杏林大学医学部付属病院看護部／緩和ケア認定看護師）
　田端恵理子（杏林大学医学部付属病院看護部 2-2C病棟／がん化学療法看護認定看護師）
　橋詰智恵美（杏林大学医学部付属病院看護部 血液内科病棟／がん性疼痛看護認定看護師）
　三鬼達人（藤田保健衛生大学病院看護部 SCU病棟／摂食・嚥下障害看護認定看護師）
　田中さとみ（岐阜県総合医療センター看護部／摂食・嚥下障害看護認定看護師）
　大倉瑞代（大阪大学大学院医学系研究科保健学専攻博士前期課程）
　水野美華（原内科クリニック）
　兵頭裕美（泰生医院）

> 序にかえて

"エビデンス"に基づく看護実践を行うに当たって

道又 元裕

　EBM（Evidence based medicine）、EBN（Evidence based nursing）という言葉が、私たちの臨床の場でも、ごく普通に使われるようになってきました。今や"エビデンス"に沿った医療・看護実践を行うことは当然のことのように言われています。従来、看護師は、さまざまなケアを、伝統的・習慣的に行ってきたいわゆる「よいと思われる」手技・方法によって施行してきました。それらはときには創意工夫されながら患者に合わせて提供されてきましたが、その効果や成績などが明らかにされないで行われてきたことは確かです。そこに、"エビデンス"の考え方が導入され、**患者にとって有益なケアを標準的に行うことが可能になった**と言えるでしょう。

　そもそもEBMという言葉が登場したのは1991年のことで、わが国では、1997年6月に発表された「医療技術評価の在り方に関する検討会報告書」（厚生労働省）で紹介されて政策的に推進されるようなりました。

　今さらSackettの EBMの定義を持ち出すまでもないでしょうが、確認のために文献を引いておきましょう。

　「Evidence based medicineは、一人ひとりの患者のケアについて意思決定するとき、最新で最良の根拠を、良心的に、明示的に、そして賢明に使うことである。Evidence based medicineの実践は、個人の臨床的専門技能と患者の価値観とをもって、最良の研究による根拠を統合することを意味する。」[1]

　この概念はEBNも同様で、「最新で最良の根拠＝エビデンス」を、「良心的に」「明示的に」「賢明に」使うというのが、この考え方の本質です。その"エビデンス"とは何かとなると、果たしてどのレベルのものが真の「エビデンス」に当たるのかについては多くの人の見解が分かれるところではないでしょうか。

　さらに誤解を恐れずに、臨床の現場にいるナースの立場から代弁するとすれば、「**看護ケアのすべてが最良のエビデンスに基づくとは限らない**」という言い方もできるように思います。あらゆる看護ケアについて臨床試験を行うことは不可能ですし、現在、最良のエビデンスがその看護ケアに存在したとしても、目の前の患者に対して、適切な判断のもとに、そのケアを提供できるかどうかは、実施者である看護師の経験、知識、技術によるところが大きいからです。さらに極論すれば、エビデンスの有無にかかわらず、患者が満足すれば、それが最善の実践となりうるのが看護ケアであるとも言えると思うのです。

　ただ、多くの臨床知をベースにしたうえで、EBM（あるいはEBN）のステップに沿ったアプローチに立脚した"エビデンス"のある実践が、徐々に確立されてきていることも事

実です。

　そういう時代を迎えた今だからこそ、「患者ケアを行ううえで、その患者個人に対し、現在、入手可能な範囲で最良と思われるエビデンスに基づいた方法を、看護師の専門的判断のもとに用いていく」ことが「エビデンスのあるケアの実践」を可能にしていると言えるのです。

　最近では、エビデンスに基づいた標準的臨床実践の道標の1つとして、「医療者と患者が特定の臨床状況で適切な決断や判断ができるように支援する目的で体系的な方法に則って作成された」ガイドライン（clinical practice guideline）が存在します。また、患者にとって現在置かれた環境のなかで最も良い臨床実践を提供しようとする**クリニカルベストプラクティス**なる志向が重視されています。

　しかし、ガイドラインやエビデンスは万能ではありません。また、誤った解釈によって誤った実践を提供してしまうこともあります。つまり、現在のところ目的に相応したすべてを満足しうるエビデンスはそもそもきわめて少ないことも事実です。

　そこで、本書ではいくつかの領域において、"エビデンス"のあるケアを集めてみました。もちろん、すべてのケアを網羅したものではなく、エビデンスの考え方もさまざまなものです。ただ、これらのケアの紹介が1つの実践の指標にはなるのではないかと思います。

　完全ではないものの、現在において正当と言える"エビデンス"も知らないで、今までどおりのケアを行っているとしたら、もう一度見直していただきたいと思います。ただ、これがすべて正しいと断言しているわけではありませんし、前述したように、目の前の患者に対して最適な方法かどうかは、それこそ現場のエキスパートナースの判断にお任せしたいと思います。なぜなら、そのことが患者にとって最も有益だからです。

　繰り返しますが、実践にあたっては、**目の前の患者に適応すべきかどうかを批判的な吟味を加えたうえで検討していただきたい**と思います。施設によるさまざまな制限やルールが妨げとなる場合もあるでしょう。それも合わせて、議論の場を設けてほしいと思うのです。それが、安全・安楽で患者満足を保つ看護の基本であり、根拠ある実践を深める手段であり、看護師の責務でもあると考えるからです。

文献
1) Sackett DL, Straus S, Richardson S, Rosenberg W, Haynes RB. Evidence-Based Medicine : How to Practice and Teach EBM. - 2nd ed. London : Churchill Livingstone. 2000.

本書の特徴

- 本書は、「褥瘡・創傷ケア」「感染管理（手術部位感染防止ケア）」「緩和ケア・がん化学療法・がん疼痛管理」「クリティカルケア」「摂食・嚥下ケア」「糖尿病看護」の6領域において、「従来のやり方と変わったケア」を選んで掲載しています。
- 本文中で、根拠のあるものに関しては「エビデンス」を示し、明確に文献と対応しているものはその文献を明示しました。
- さらに、エビデンスがあっても現場のさまざまな状況のためにできないケアについては、代替案を示しているものもありますので、参考にしてください。
- 「序にかえて」で編者がお断りしているように、その方法を採用するかどうかは、あくまでも現場の状況に応じてケア施行者が判断してください。

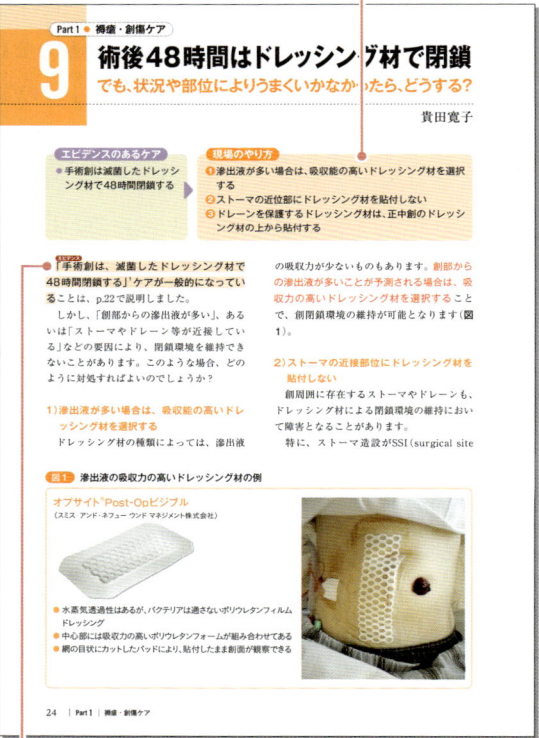

要点を「Point」としてまとめた

エビデンスがあってもやりにくいケアについては「現場のやり方」を示した

「エビデンス」が明確なものは文中に示した

- 本書で紹介している治療・ケア方法などは、実践により得られた方法を普遍化すべく努力しておりますが、万一本書の記載内容によって不測の事故等が起こった場合、著者、出版社はその責を負いかねますことをご了承ください。
- 本書に記載している薬剤・材料・機器等の選択・使用方法については、出版時最新のものです。薬剤等の使用にあたっては、個々の添付文書を参照し、適応、用量等は常にご確認ください。

Part 1

褥瘡・創傷ケア

編集：中川ひろみ

Part 1 ● 褥瘡・創傷ケア

1 褥瘡予防ケアには、適切な体圧分散寝具の使用が効果的である

吉井 忍

> **Point** 体圧分散寝具の使用により褥瘡を予防できることが証明されている

体圧分散寝具を使用すると、標準マットレスと比較し有意に褥瘡発生率を低下させることを示したエビデンスレベルの高い文献が複数あり、日本褥瘡学会の『褥瘡予防・管理ガイドライン』[1]では、褥瘡発生率を低下させるために「体圧分散マットレスを使用することが強く勧められる」としています。

また、術後の褥瘡発生予防には圧切替型エアマットレスを使用すること、および、高齢者の褥瘡発生予防には二層式エアマットレスを使用することが勧められています。高齢者においては、圧切替型エアマットレスの使用も推奨されています。

さらに、急性期患者において体圧分散寝具を使用することで褥瘡発生率が低下し、褥瘡処置料を含めたトータルコストが減少した[2]ことも報告されるなど、褥瘡予防ケアにおいて体圧分散寝具の使用が有効であることが明らかとなっています。

1) 体圧分散寝具の現在の分類

体圧分散寝具はNPUAP[*1](米国褥瘡諮問委員会)によると、「組織への外力を管理するための圧再分配、寝床内環境調整、その他の機能を特別に設計された用具」[3]と定義されています。

このうち圧再分配は、①「沈める(Immersion)」、②「包む(Envelopment)」、③「継時的な接触部分の変化」の3つの機能により1点に加わる圧を低くすることで規定され、体圧分散寝

図1 体圧分散の新しい考え方

新しい概念(定義)❶
マットレスの沈み込みや身体の凹凸に対して変形することで、接触面積を拡大させ、突出部の圧力低減をはかる

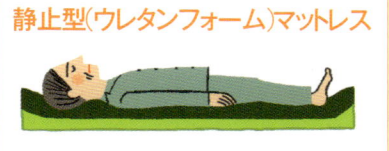

静止型(ウレタンフォーム)マットレス

新しい概念(定義)❷
接触部位を変えることによって、接触部位の圧を低減する

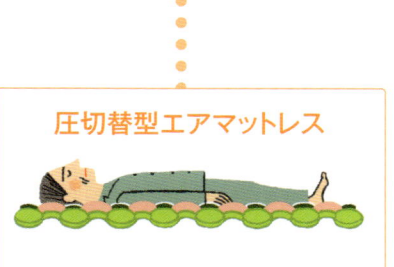

圧切替型エアマットレス

(文献4より引用、一部改変)

*1【NPUAP】=National Pressure Ulcer Advisory Panel、米国褥瘡諮問委員会。

具は、機能的に2つに大別されます（**図1**）[4]。①②に対応するのがウレタンフォームなどの静止型マットレス、③に対応するのが圧切替型エアマットレスです。

2）体圧分散寝具はどう選ぶ？

体圧分散寝具の選択基準として、自力体位変換ができない患者では圧力分配を優先し、自力体位変換ができる患者では安定性を優先して体圧分散寝具を選択します（**図2**）[5]。

須釜ら[6]の報告によると、褥瘡発生予防には仙骨部の体圧を40mmHg以下にすることが望ましいとされています。体圧分散寝具は、素材や機能がさまざまで、それぞれ特徴（利点）があります（**表1**）。体圧分散寝具の特徴を知り、使用している体圧分散寝具が患者に適しているかを、発赤の有無や体圧（**図3**）、患者のADL（activities of daily living、日常生活動作）などから評価していくことが重要です。

3）体圧分散寝具使用時に何を観察する？

褥瘡予防を安全かつ確実に実施するためには、毎日のケアのなかでどういう点をチェックしなければならないのか、理解しておくことが必要です（**図4**）。

患者の状況を十分アセスメントせずに体圧分散寝具を使用すると、患者に不快感やストレスを与えたり、活動を妨げたりする要因となるだけでなく、褥瘡の発生や悪化につながる可能性があります。

「体圧分散寝具を使用しているから安心」

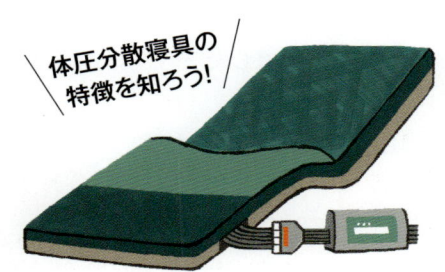

体圧分散寝具の特徴を知ろう！

図2　体圧分散寝具の選択基準

（フローチャート省略）

注：枠線が多いほど体圧分散力は高くなる
＊：看護者・介護者による体位変換ができない状況の発生

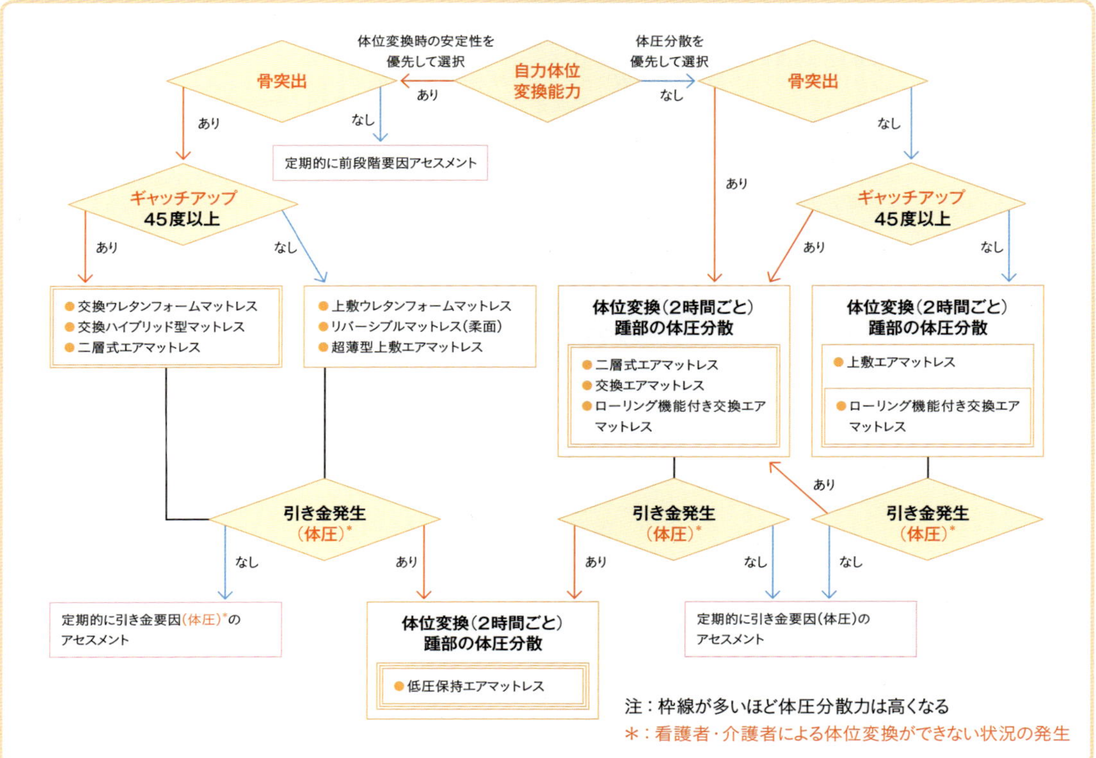

（文献5より引用）

ではなく、皮膚の状態、患者の表情・言動、体圧分散寝具の作動状況などを毎日観察し、褥瘡予防ケアを評価しながら、褥瘡発生の予防に努めましょう。

4）震災対応にも注意したい

2011年3月11日に発生した東日本大震災では、停電などで体圧分散寝具への電力供給がストップしたため、病床中の患者に深い褥瘡が形成されるという事態が起こりました。時間の経過とともにエアマットレス内の空気が少しずつ抜けてしまって、底づきを起こし、硬いベッドに寝ているのと同じ状態となってしまったことが原因でした。

エアマットレス内の空気は急速に抜けるわけではありませんが、3時間以上の停電が続くと底づき状態となってしまいます。そこで、エアマットレス内の空気の漏出を防止するために、以下の対応が重要となります。

①エアホースを折り曲げ、ガムテープやビニールひもなどでしっかり固定する。
②圧切替型エアマットレスでは、設定を「厚手」や「静止型」モードに変更する。

また、ウレタンマットレスを備蓄しておくことも重要です。停電復旧後には、電源が入っているか確認するとともに、体重設定や各種設定モードを必ず確認しましょう。

表1 体圧分散寝具の素材・特徴

素材による分類	特徴（利点）	使用時の注意点
エアマットレス	●個々に応じてマットの内圧が調整できる ●時間により接触部位のマット内圧を調整できる ●セルが多層構造で厚みがあるもの（圧切替型）は、食事や経管栄養などギャッチアップ45度以上にする場合でも、尾骨・仙骨部の体圧を低圧で保持できる	●沈み込みにより安定感が得られにくい（場合によっては、浮遊感や不快感、疼痛の増強をもたらすことがある） ●エア調整のポンプ音がある ●ポンプや接続部など、エアマットレスの管理・点検が必要
ウレタンフォーム	●身体の凹凸に沿って沈み込み、体圧分散効果と体位変換時に必要な支持力や安定感が得られる ●リハビリテーション期にある患者にとっては、厚さ10cm以下のものが安定する（自力体位変換や端座位がとりやすい）	●厚みがあると体圧分散効果は高いが、沈み込みが強くなり動きの妨げとなる ●使用頻度や年月により、マットレスにへたりが生じる ●個々に応じた内圧調整ができない ●水分の蒸散効果が低く、発汗しやすい
ゴム・ゲル	●耐久性・耐熱性にすぐれる ●圧調整の必要がなく簡便	●体圧分散効果を得ようとすると重量が増す ●表面温度が低いため、調整が必要（特に冬季）
ハイブリット	●2種類以上の素材の長所を組み合わせている	●体圧分散効果の評価データが少ない
ウォーター	●水量により個々に応じた圧管理ができる	●水温管理が必要 ●重い ●浮遊感をもたらす場合がある

〈引用文献〉
1. 日本褥瘡学会編：褥瘡予防・管理ガイドライン. 照林社, 東京, 2009：48-53.
2. 藤川由美子, 寺師浩人, 真田弘美：褥瘡発生率と治療コストからみたICUでの低圧保持用上敷きマットレスの使用評価. 日本褥瘡学会誌 2001；3(1)：44-49.
3. 日本褥瘡学会編：褥瘡予防・管理ガイドライン. 照林社, 東京, 2009：48-49.
4. 田中マキ子：褥瘡の予防. 宮地良樹, 溝上祐子編, 褥瘡治療・ケアトータルガイド, 第1版. 照林社, 東京, 2009：70-72.
5. 西澤知江, 酒井梢, 須釜淳子：ベッドサイドで何を観る. 真田弘美, 須釜淳子監修. 改訂版・実践に基づく最新褥瘡看護技術. 照林社, 東京, 2009：60.
6. 須釜淳子, 真田弘美, 中野直美, 他：褥瘡ケアにおけるマルチパッド型簡易体圧測定器の信頼性と妥当性の検討. 日本褥瘡学会誌 2000；2(3)：310-315.

図3　携帯型接触圧力測定器による仙骨部の体圧測定

携帯型接触圧力測定器 パームQ®（株式会社ケープ）
- 短時間で正確な測定ができる（パッドを正確な測定位置へ調整するガイダンス機能付き）
- 頭部挙上時の最高圧力点の移動する様子を確認することができる

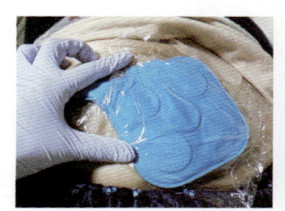
ガイダンスボタンを押し、センサーパッドを測定部位に設置する（センターパッドはビニール袋で覆う）

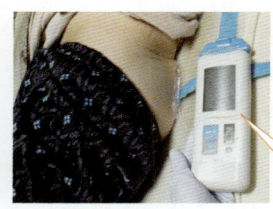
パッド中央の接触圧が高くなるよう位置調整したら、スタートボタンを押して測定する

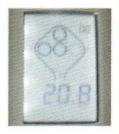

褥瘡発生予防には仙骨部の体圧が40mmHg以下にすることが望ましい

図4　体圧分散寝具使用時の観察ポイント

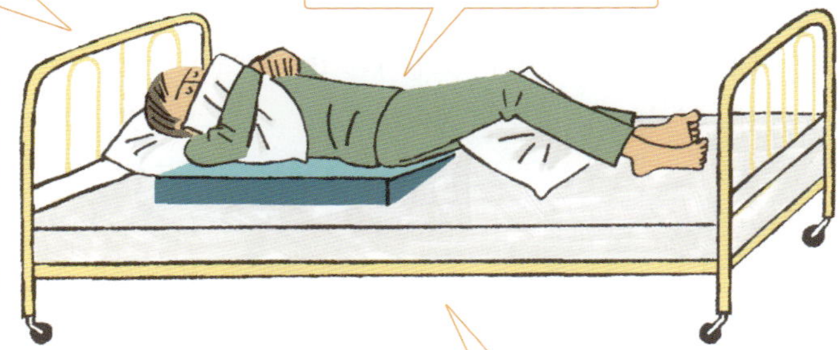

エアマットレス使用時の作動状況
- 電源ランプの点滅
- エアチューブの確認（接合部が外れていないか）
- 接続部の外れはないか
- 体重設定値の確認
- マットレスの形状・硬さ
- 底づきはないか

患者の様子
- 訴えや表情
- 寝心地や睡眠への影響
- 不快感や痛みの有無
- 筋緊張の有無
- ADL*の妨げになっていないか

皮膚の観察
- 褥瘡好発部位の発赤の有無
- 体圧の確認

ベッド周囲の環境
- マットレスカバーやリネンが張りすぎていないか（ハンモック効果が生じていないか）
- ベッド柵の高さは十分か

*【ADL】＝activities of daily living、日常生活動作

Part 1 ● 褥瘡・創傷ケア

2 褥瘡を予防する目的で行う骨突出部への**マッサージは禁忌**

吉井 忍

> **Point** 骨突出部に起こるずれと応力のメカニズムが明らかになってきた

　骨突出部の褥瘡予防や発赤部に対するケアとして、マッサージは禁忌です。

　以前は、マッサージにより血流増加やリンパ液の流れをスムーズにするという点で経験的に行われていた行為ですが、褥瘡の発生機序が明らかになるにつれ、骨突出部や発赤部への強いマッサージは褥瘡予防ケアにおいて、むしろ悪影響を及ぼすことがわかってきました。

　日本褥瘡学会の『褥瘡予防・管理ガイドライン』[1]では、「骨突起部に対するマッサージは一般的に行わない。特に、力強いマッサージは行わないことが強く勧められる」としています。

　また、NPUAP[*1]とEPUAP[*2]による『褥瘡の予防&治療クイックリファレンスガイド』[2]でも、推奨度やエビデンスレベルは異なるものの、褥瘡予防の目的でマッサージを行ってはならないと述べられています。

1）生体内部の変化に注目（骨突出部に何が起こっているか？）

　外部から強い力が加わると、生体内部では応力（「応力」＝圧縮応力・引っ張り応力・せん断応力）がはたらきます（図1）[3]。この応力によって毛細血管の変形や血流の阻害が引き起こされ、虚血を起こし、組織が壊死して褥瘡の発生に至ります。特に骨突出部では、より大きな応力がはたらきます（図2）[4]。

　骨突出部に強い力でマッサージを行うことは、すなわち人為的に組織に摩擦やズレを発生させることとなり、**エビデンス** **骨突出部近くの毛細血管の変形や虚血といった血流の阻害を起こすことを助長してしまう行為**となりかねません（図3）。

　また、持続する発赤（グレードⅠ）では、すでに血管の破綻を起こしていたり病変が深層まで及んでいる可能性があり、このような皮膚に対してマッサージを行うと組織の損傷を拡大させたり、炎症を進行させる危険があります。

　さらに、高齢者やステロイドを使用している人では、皮膚の表皮と真皮の結合がゆるくなっているため、マッサージによって機械的な刺激を与えることで容易に剥がれ、皮下出血などの皮膚障害を起こす要因にもなります。

2）骨突出部の褥瘡予防はどうするか

　圧力の分散と摩擦・ずれ予防を行います。圧力の分散は体圧分散寝具の使用やポジショニングにより行います。

　また、日本褥瘡学会の『褥瘡予防・管理ガイドライン』では、「高齢者の骨突出部位にポリウレタンフィルムドレッシング材、すべり機能つきドレッシング材を貼付することが勧められる」[5]としています。これに準じ、ポリウレタンフィルムドレッシング材やすべり機能つきドレッシング材により、皮膚表面の保護と摩擦・ずれ予防を行います。なお、すべり機能つきドレッシング材を使用する場合は、ドレッシング材の滑る方向が決まっているので、向きを確認して貼付しましょう（図4）。

---

*1【NPUAP】＝National Pressure Ulcer Advisory Panel、米国褥瘡諮問委員会。
*2【EPUAP】＝European Pressure Ulcer Advisory Panel、ヨーロッパ褥瘡諮問委員会。

〈引用文献〉
1. 日本褥瘡学会編：褥瘡予防・管理ガイドライン. 照林社, 東京, 2009：62.
2. European Pressure Ulcer Advisory Panel and National Pressure Ulcer Advisory Panel：Prevention and treatment of pressure ulcers：quick reference guide, National Pressure Ulcer Advisory Panel, Washington DC, 2009：14.
3. 髙橋誠：生体工学から見た減圧, 除圧―褥瘡予防マットレスの体圧分散. STOMA 2003；9(1)：136-149.
4. 宮地良樹：なぜ褥瘡はできるのか. 褥瘡の予防・治療ガイドライン, 厚生省老人保健福祉局老人保健課監修, 照林社, 東京, 1998：4-7.
5. 日本褥瘡学会編：褥瘡予防・管理ガイドライン. 照林社, 東京, 2009：54-55.

図1 生体工学から見た体圧分散

荷重（体重）
圧縮性
せん断応力
引っ張り応力
圧縮応力
皮膚表面圧（接触圧）

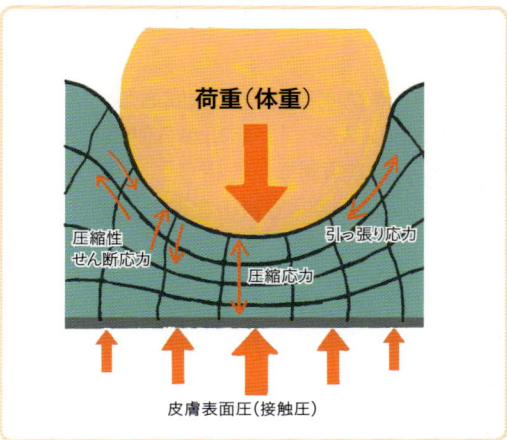

（文献3を参考に作成）

図2 骨突出部に加わる力

●骨に近い組織（深部）のほうが、より損傷を受ける
圧力
骨
応力
筋肉
皮膚
骨突出部
皮下脂肪

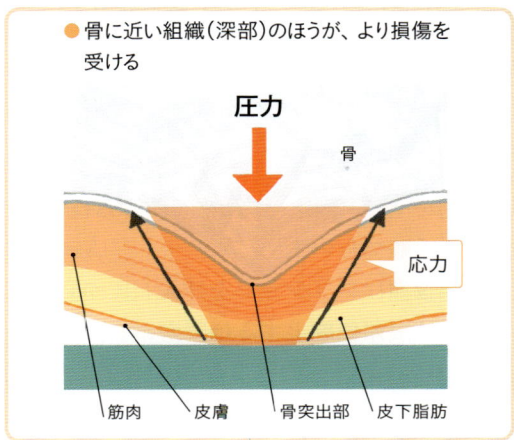

（文献4を参考に作成）

図3 骨突出部へのマッサージが及ぼす影響

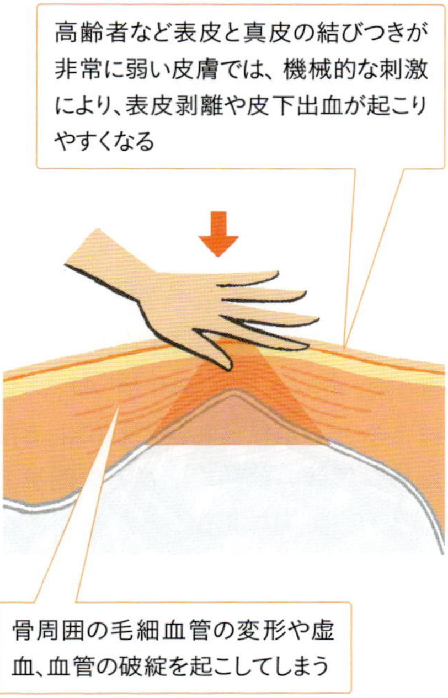

高齢者など表皮と真皮の結びつきが非常に弱い皮膚では、機械的な刺激により、表皮剥離や皮下出血が起こりやすくなる
骨周囲の毛細血管の変形や虚血、血管の破綻を起こしてしまう

図4 すべり機能つきドレッシング材の使用例

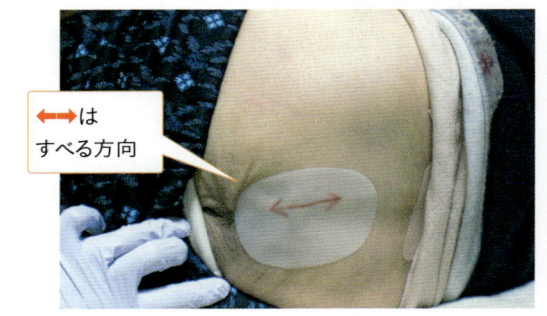

⟷は
すべる方向

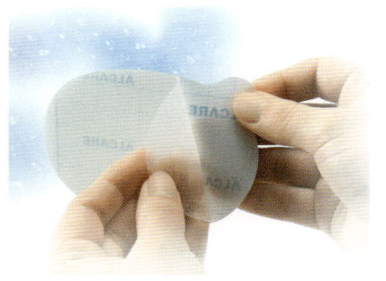

リモイス®パッド（アルケア株式会社）

Part 1 ● 褥瘡・創傷ケア

3 褥瘡予防では「頭側挙上は30度まで」
でも、呼吸困難などで「30度以上の頭側挙上」をしたい場合はどうする?

吉井 忍

エビデンスのあるケア
- ずり落ちやずれを防ぐため、頭側挙上は「30度まで」とされている[1,2]

現場のやり方
1. 頭側挙上時の"底づき"を予防するため、2層式もしくは3層式の圧切替型エアマットレスを、早い時期から使用する
2. 摩擦・ずれを予防する手技で頭側挙上を行う
3. ポジショニングクッションを用いて適切な姿勢を保持する

　WOCN[*1]による『褥瘡の予防と管理のガイドライン』[1]やNPUAPとEPUAPによる『褥瘡の予防&治療クイックリファレンスガイド』[2]によると、**ずり落ち、ずれによる損傷を防ぐため、患者の状態に応じて頭側挙上時の角度は30度以下にする**ことが推奨されています。

　しかし、呼吸器疾患や心不全、がん終末期などで呼吸困難がある場合、患者にとって安楽な体位がファーラー位や起座位であることがあります。

　「褥瘡予防」と「治療・ケア上の必要性」。この相反するケア概念に悩んだことはありませんか?

1) 適切な体圧分散寝具を選択する

　呼吸困難などが認められる患者では、30度以上の頭側挙上時に殿部の底づきが予防できる体圧分散寝具を選択し、患者の治療や安楽を考えながら褥瘡予防に努めます。

　例えば、頭側挙上の角度が45度では上半身の50%の圧力が、頭側挙上70度では88%の圧力が、仙骨下部から尾骨部にかけて加わるといわれています[3]。そのため、**頭側挙上した際に、底づきしない2層式もしくは3層式の圧切替型エアマットレスを早い時期から使用します**[4]。

　なお、これらの体圧分散寝具には、「背上げモード」(殿部の底づきを予防するためのエア調節のモード)が備わっているものもあります。**45度以上の頭側挙上をするときは、背上げモードをONにしましょう**。

　2層式・3層式エアマットレスが使用できない場合は、厚さ10cm以上の静止型マットレスを使用します。

2) 摩擦・ずれを予防する頭側挙上の手技

　頭側挙上は、摩擦・ずれを予防するために、**図1**の手順で行います。

　大腿後面にクッションを挿入してから①～③の方法で頭側挙上するほうが、有意差はないものの、殿部への圧を軽減できる[5]との報告もあります。ただし、厚いクッションを入れすぎると、腹部の圧迫を招く可能性もあるので、患者の表情や訴えを確認しながら行いましょう。

　また、**図2**のように、摩擦やずれを軽減する福祉用具(マルチグローブなど)を使用する方法もあります。仙骨部や背部など体圧がかかっている部位にも挿入しやすいので、容易にずれを解消することができます。

3) ポジショニングクッションの活用

　ずれ予防のために、**ポジショニングクッシ**

[*1]【WOCN】= Wound Ostomy and Continence Nurses Society、米国創傷・オストミー・失禁ケア看護師協会。

図1 頭側挙上の手順

① ベッド屈曲部に大転子の位置を合わせる
② 身体がずれないように観察しながら、下肢側を挙上する
③ 下肢側を挙上した後、頭側を挙上する
④ 頭側挙上後は必ず背抜きをし、摩擦・ずれを解消する

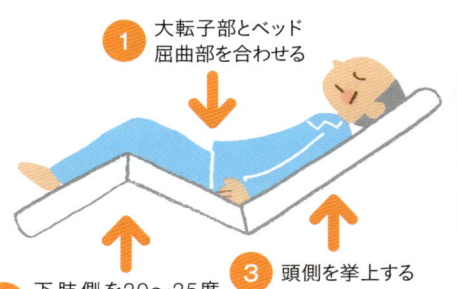

① 大転子部とベッド屈曲部を合わせる
② 下肢側を20〜25度くらい挙上する
③ 頭側を挙上する

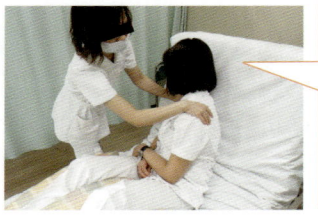

④ 背抜き（接触面を解除し、身体の表面と、ベッド間の摩擦・ずれを解消する）

摩擦・ずれはすべての動作後に生じています。背抜きは頭側挙上後だけでなく、元の姿勢に戻した後や、体位変換など移動した後には必ず行いましょう！

図2 マルチグローブの活用

マルチグローブ
- 圧のかかっているところに挿入しやすい素材で作られたグローブ
- 最も体圧がかかっている骨突出部でも、楽に挿入することができる
- 手を入れることで摩擦・ずれが解消でき、頭側挙上による苦痛や背面の不快感が軽減すると考えられる

（パラマウントベッド株式会社）

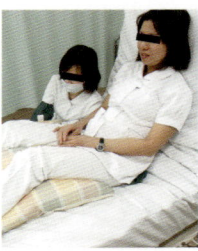
① 骨突出部への挿入（除圧）

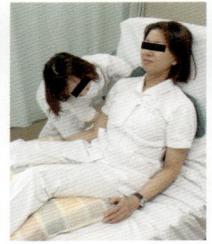
② 背抜き

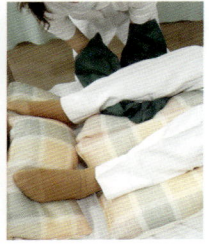
③ 足抜き

図3 ポジショニングクッションを併用した姿勢保持

呼吸困難の緩和のために30度以上の頭側挙上を行ったのに、ずり下がっていては、胸郭の運動を妨げてしまうため、かえって悪影響！

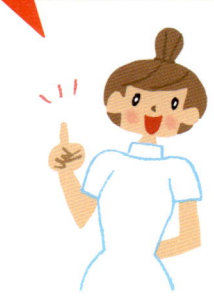

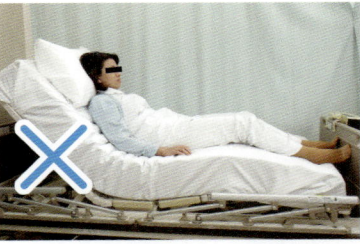

ずり下がり姿勢
- ずり下がりにより、胸腹部が圧迫されている
- 首・肩の筋緊張が強くなり、胸郭の動きが妨げられる
- 横隔膜の動きも妨げられてしまう

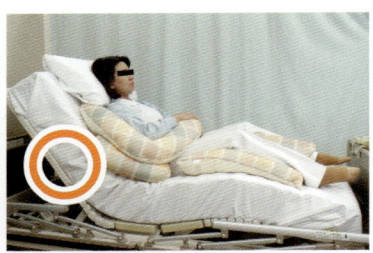

適切な姿勢保持
- 下腿に広くクッションを当て、図1の順序で頭側挙上
- 上肢の重さを預けるよう、ポジショニングクッションを挿入する
- 上肢の筋緊張もなく、胸郭や横隔膜の動きを妨げることがない

ョンを用いて、安定した体位をとれるようサポートします（**図3**）。

姿勢を整えた後は、必ず患者の訴えや表情を観察し、安楽な姿勢かどうか確認することも大切です。

4）皮膚状態のチェックを忘れずに

全身状態の悪い患者ほど皮膚の組織耐久性も低下しています。皮膚の観察や体圧チェックを行い、褥瘡予防に努めましょう。

〈引用文献〉
1. Wound ostomy and continence nurses society. Guideline for Prevention and management of pressure ulcers. 2003：19.
   http://www.guideline.gov/content.aspx?id=23868#Section434
   （2012年3月20日アクセス）
2. European Pressure Ulcer Advisory Panel and National Pressure Ulcer Advisory Panel：Prevention and treatment of pressure ulcers: quick reference guide, National Pressure Ulcer Advisory Panel, Washington DC, 2009：35.
3. 田中靖子, 他：褥瘡の発生予防と治療に関する研究（第3報）－体位による体圧の変化－. 神戸市立看護短期大学紀要 1994；13：1-12.
4. 祖父江正代：がん終末期患者の体圧分散ケア. 祖父江正代, 近藤まゆみ編：がん終末期患者の褥瘡予防・発生後のケア 第1版, 日本看護協会出版会, 東京, 2009：200-204.
5. 遠藤明美, 森將晏：背上げ時における殿部の圧迫を軽減するクッションの臨床効果の検討. 日本褥瘡学会誌 2011；13(4)：583-588.

Part 1 ● 褥瘡・創傷ケア

4 創周囲皮膚の洗浄は微温湯でよい。むしろ洗浄剤を用いて、十分に洗い流すことが重要

吉井 忍

> **Point** 洗浄水は「蒸留水」「煮沸水」「生理食塩液」で有意差がないことがわかった

1) スキンケアの定義

日本褥瘡学会において、スキンケアは次のように定義されています。

「皮膚の生理機能を良好に維持する、あるいは向上させるために行うケアの総称である。具体的には、皮膚から刺激物、異物、感染源などを取り除く洗浄、皮膚と刺激物、異物、感染源などを遮断したり、皮膚への光熱刺激や物理的刺激を小さくしたりする被覆、角質層の水分を保持する保湿、皮膚の浸軟を防ぐ水分の除去などをいう」[1]

創周囲の皮膚は、滲出液や汗、創傷被覆材、排泄物などにより汚染されやすい環境にあります。創周囲が汚染されていると褥瘡部の細菌量の増加につながり、創傷治癒が遅延する要因となります。

つまり、褥瘡周囲の皮膚に付着した滲出液や排泄物などの化学的刺激物、異物、感染源となる細菌を洗浄により除去し、創傷治癒を促進する環境を整えることが重要です。

2) 褥瘡周囲の皮膚は"何"で洗浄する？

創傷は洗浄を行ったほうが感染率が低下しますが、蒸留水、煮沸水、生理食塩液などさまざまな洗浄水を用いて比較しても感染率や治癒率に有意差がない[2]との報告があります。

紺家ら[3]の報告によると、弱酸性洗浄剤による洗浄のほうが、生理食塩液による創周囲皮膚の洗浄と比較し、創内部における細菌コロニー数と周囲皮膚の鱗屑量を減少させ、治

表1 洗浄剤の例・特徴

商品	セキューラ®CL（スミス・アンド・ネフュー ウンドマネジメント株式会社）	リモイス®クレンズ（アルケア株式会社）	ソフティ®薬用洗浄料（花王プロフェッショナル サービス株式会社）	ベーテルF（越屋メディカルケア株式会社）	コラージュフルフル泡石鹸（持田製薬株式会社）
特徴	●泡立て不要 ●弱酸性洗浄剤 ●保湿成分（グリセリン、アロエ）配合	●天然オイルで汚れを浮きあがらせる ●拭き取りで可（洗い流さなくてもよい） ●保湿成分（スクワランなど）配合	●保湿成分（セラミドEC、ユーカリエキス、消炎剤）配合 ●セラミドを補うことで、洗浄後の乾燥を予防	●泡タイプ ●弱酸性洗浄剤 ●保湿成分（セラミド）配合	●抗カビ成分（硝酸ミコナゾール）配合 ●きめ細やかな泡タイプで泡立てる手間がない
選択例	●短時間でケアしたいとき	●短時間でケアしたいとき ●水が使用できないとき	●ドライスキンや脆弱な皮膚	●短時間でケアしたいとき	●真菌が検出されたとき※

※原因菌に対する治療（抗真菌外用薬）も必要

癒を有意に早めたとしており、褥瘡周囲の皮膚を洗浄することにより褥瘡の治癒が促進されることが明らかになっています。

一方、創周囲の"消毒"については、細胞毒性による創傷治癒を妨げる要因となるだけでなく、消毒によって完全に不活化することができない芽胞形成性細菌が存在することも知られています。

洗浄水の温度については、高すぎると皮脂膜を除去しすぎて皮膚の乾燥を招き、常温では褥瘡部の温度低下をきたし、血流量が低下して創傷治癒遅延の要因となります。また、感染・炎症の制御[4]の観点からは、洗浄水は「壊死組織や残留物等を除去するために十分な量を用い」「体温程度に温めて使用してもよい」とされています。

以上より、褥瘡周囲の皮膚の洗浄には、「弱酸性洗浄剤を用いて」「十分な量の微温湯で」洗い流すことが重要です。

3）弱酸性洗浄剤の選択基準

洗浄剤は多種販売されているので、それぞれの特徴を知っておくと、患者の状況に合わせたスキンケア用品を選択することができます（表1）。

洗浄剤のなかには、角層の保湿機能を維持するセラミド成分を含有しているものがあります。角層の保湿機能には、皮脂膜、天然保湿因子、角質細胞間脂質の3因子が重要なはたらきを担っており、セラミドは角質細胞間脂質の主成分です（図1）[5]。褥瘡周囲の皮膚は滲出液や汗、創傷被覆材の粘着成分、排泄物の付着、洗浄による物理的な刺激などによってバリア機能が低下しやすい環境にあります。

石川ら[6]は、バリア機能が低下している褥瘡周囲の皮膚を合成セラミド含有皮膚洗浄剤

図1 表皮の保湿機能

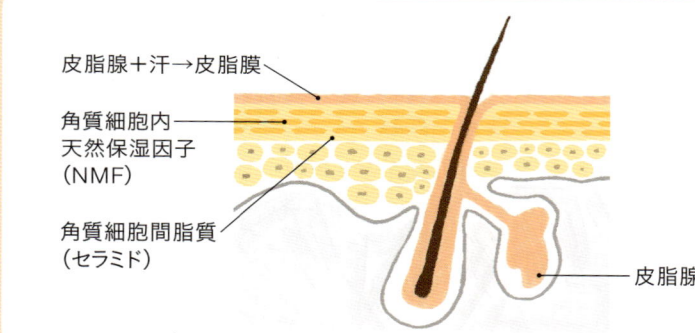

（文献5を参考に作成）

図2 創周囲皮膚の洗浄方法

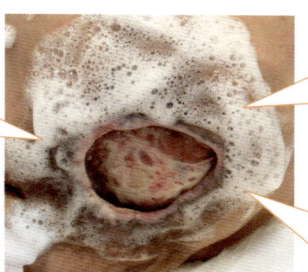

①よく泡立てた洗浄剤で創周囲をやさしく洗う
- よく泡立てたほうが泡切れがよい
- 創内は洗浄剤で洗わない

②38℃前後の微温湯で洗浄剤を十分洗い流す
- 洗浄剤が残ると、皮膚炎や角質水分量の低下、皮脂量の低下を招く要因となるので、洗浄剤はしっかり洗い流す

③洗浄後は、創周囲の水分をやさしくおさえるように拭き取る

および市販の皮膚洗浄剤で毎日洗浄し比較した結果、合成セラミド含有皮膚洗浄剤では鱗屑や菌が減少し、セラミド量の減少が抑えられたと報告しています。合成セラミド含有皮膚洗浄剤を用いることで皮膚のバリア機能を維持できれば、ドライスキンや浸軟の予防につながり、アレルゲンや細菌などの侵入を予防することにもつながります。

4) どのように洗えばよい？

褥瘡を発生する患者の多くは、高齢、低栄養などにより皮膚の組織耐久性が低下しています。また、褥瘡部からの滲出液が多く、創周囲が浸軟している場合も、組織耐久性が低下し、洗浄時に強い力が加わると皮膚が損傷しやすくなります。そのため、創周囲の皮膚はできるだけ物理的刺激を与えないよう愛護的に洗浄することが重要です（図2）。

創内部に関しては、創面に壊死組織があるような場合には圧をかけて行ってもよい[7]とされており、電動式生体用洗浄器を用いる方法もあります（図3）。入浴が可能な人であれば、シャワーの圧で創洗浄を行ってもよいでしょう。

5) 処置の傷みの回避には生理食塩液

褥瘡処置により、患者が疼痛を訴えることがあります。処置時に疼痛があると、痛みによる苦痛や恐怖がストレスとなって処置を拒んだり、不眠や食欲低下などの日常生活、身体機能などさまざまなところに影響が及び、創傷治癒が遅延する要因となります。NPUAPとEPUAPによる『褥瘡の予防＆治療クイックリファレンスガイド』[8]でも、疼痛のアセスメントと管理を行うことが推奨されています。

疼痛は主観的なもので、個人により感じ方が異なります。患者にがまんしてもらうのではなく、疼痛を表出する患者の理解に努め、十分に観察し、痛みの原因をアセスメントすることが大切です。痛みの原因を取り除き、患者にとって苦痛のない処置となるよう工夫しましょう。

特に真皮に至る褥瘡では、洗浄時に痛みを伴うことがあります。これは浸透圧の関係で生じるものですが、そのような場合は微温湯ではなく、生理食塩液で洗浄することで疼痛を軽減できます。

また、創面にドレッシング材が固着するために生じる痛みであれば、非固着性のドレッシング材を使用したり、鎮痛薬による疼痛管理を検討したりして、疼痛を緩和していくことが必要です。

〈引用文献〉
1. 日本褥瘡学会用語集検討委員会：日本褥瘡学会で使用する用語の定義・解説. 日本褥瘡学会誌 2007；9(2)：230.
2. JBI Solutions. techniques and pressure in wound cleansing Best Practice 2006；10(2).
3. Konya C, et al. Does the use of cleanser on skin surrounding pressure ulcers in older people promote healing?. J Wound Care 2005；14：169-171.
4. 日本褥瘡学会編：褥瘡予防・管理ガイドライン. 照林社, 東京, 2009：145.
5. 河合修三：皮膚の解剖生理. 溝上祐子, 河合修三編, 専門的皮膚ケア, 第1版. メディカ出版, 大阪, 2008：11.
6. 石川伸二, 富樫博靖, 他：合成セラミド含有皮膚洗浄剤の褥瘡周囲皮膚への影響. 日本褥瘡学会誌 2003；5(3)：508-514.
7. 日本褥瘡学会編：褥瘡予防・管理ガイドライン. 照林社, 東京, 2009：112.
8. European Pressure Ulcer Advisory Panel and National Pressure Ulcer Advisory Panel：Prevention and treatment of pressure ulcers: quick reference guide, National Pressure Ulcer Advisory Panel, Washington DC, 2009：30-32.

図3 電動式生体用洗浄器を用いた洗浄

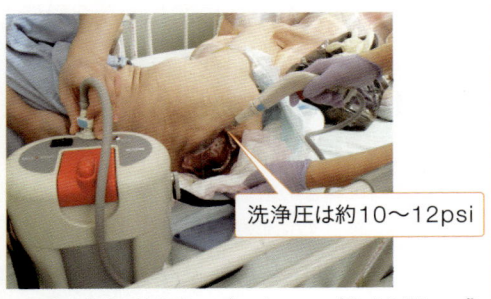

創内部に関しては、創面に壊死組織があるような場合には圧をかけて行ってもよいとされている

洗浄圧は約10〜12psi

- 電動式生体用洗浄器・メディ・ウォッシュ（株式会社ケープ）
- psi (pound per square inch)とは、1平方インチあたりにかかる圧力を示す単位
- 入浴ができる場合は、シャワーの圧力で行ってもよいと考えられる

Part 1 ● 褥瘡・創傷ケア

5 褥瘡は乾燥させてはいけない。湿潤環境で管理する

吉井 忍

> **Point** 湿潤環境下療法（モイスト・ウンド・ヒーリング）の考え方が浸透

　以前は、創は乾燥させたほうが早く治る、と信じられていました。しかし、ここ数十年の間に、湿潤環境で管理したほうが早く治る ことがわかってきました（**表1**）[1-3]。

　創傷治癒のメカニズムが分子生物学的なレベルで解明されるようになり、現在は「創傷は湿潤環境のほうが早く治る」という湿潤環境下療法（moist wound healing）の概念が提唱されつつあります[4]。湿潤環境下療法の定義は以下のとおりです。

　「創面を湿潤した環境に保持する方法。滲出液に含まれる多核白血球、マクロファージ、酵素、細胞増殖因子などを創面に保持する。自己融解を促進して壊死組織除去に有効であり、また細胞遊走を妨げない環境でもある」[5]

1）創傷治癒過程を理解する

　創傷治癒過程は、①止血・炎症期、②増殖期、③成熟期に分けられ、これらが重複しながら進行します（**図1**）[6]。褥瘡においても、創傷治癒過程がスムーズに進むような環境を整えることが大切です。

2）湿潤環境にする理由

　止血・炎症期においては、受傷すると血管が破綻し、血小板による止血とともに滲出液が創にたまります（**図2**）[7]。

　滲出液には白血球やサイトカイン、細胞成長因子などが含まれ、これらは自己融解作用による壊死組織の除去や肉芽組織の形成などに欠かせない物質です。この細胞や因子が有効にはたらく（遊走する）ことができれば創傷治癒は進んでいきます。しかし、滲出液が少なく乾燥した創面では遊走することができず、その結果細胞は壊死し、創傷治癒が進まないうえに創が深くなってしまいます。

　よって、創傷治癒を促進するには、創傷治癒に重要な役割を果たす各種細胞や因子が有効にはたらく環境、すなわち湿潤環境を維持することが重要です。

表1 湿潤環境での創管理の有効性を示した文献

Winter GD（1962）[1]
● ブタの皮膚欠損部の創傷治癒を、湿潤環境と乾燥環境とで比較した
Hinman CD, Maidach H（1963）[2]
● ポリウレタンフィルムを貼付し滲出液により湿潤環境としたほうが、開放したまま乾燥させるよりも治癒が早いことを報告した
● 人の皮膚において、湿潤環境のほうが治癒が早いことを検証した
Odland GF（1958）[3]
● 水疱を破らないほうが、創治癒が早く進むことを報告した

3）滲出液は多すぎてもダメ！

創に過剰な滲出液が貯留すると、細菌の培地となり創感染の要因となります。創周囲の皮膚は浸軟し上皮化が遅延するので（**図3**）、滲出液が過剰でないか創周囲の皮膚を観察することも重要です。

2010（平成22）年4月の診療報酬改定で、V.A.C.®ATS治療システムが導入され、局所陰圧閉鎖療法（NPWT*1）加算が新設されました。創傷を密封し、吸引装置を使って創に陰圧をかけることにより、創の保護、肉芽形成の促進、滲出液と感染性老廃物の除去を図り、創傷治癒を促進するもの[8]です（**図4**）。過剰な滲出液が吸引されることにより、適度な湿潤環境をもたらします。

糖尿病性足病変患者を対象にした研究でも、V.A.C.®ATS治療システム治療群のほうがコントロール群に比べ、創閉鎖に至る期間が有意に短いことが報告されており、有効性が示されています[9]。

4）どのように湿潤環境を維持する？

湿潤環境は、ドレッシング材または外用剤を用いて管理します（**表2**）。

ドレッシング材や外用剤には湿潤環境を提供するものや、過剰な滲出液を吸収して湿潤環境を維持するものなど、それぞれに特徴があります。

ドレッシング材および外用剤の特性を理解したうえで、創および創周囲の皮膚の状態に

図1　創傷治癒過程の経時変化

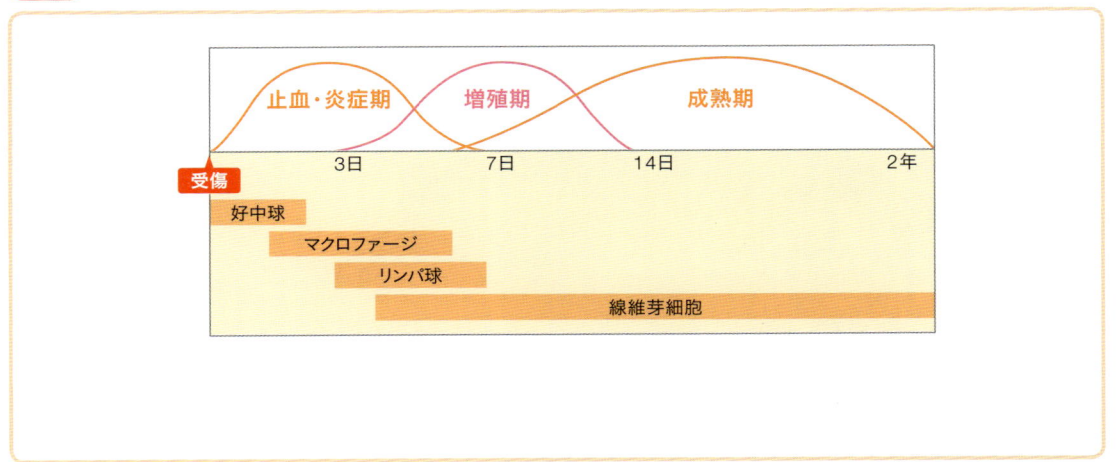

（文献6より引用、一部改変）

図2　創傷治癒過程におけるメカニズム

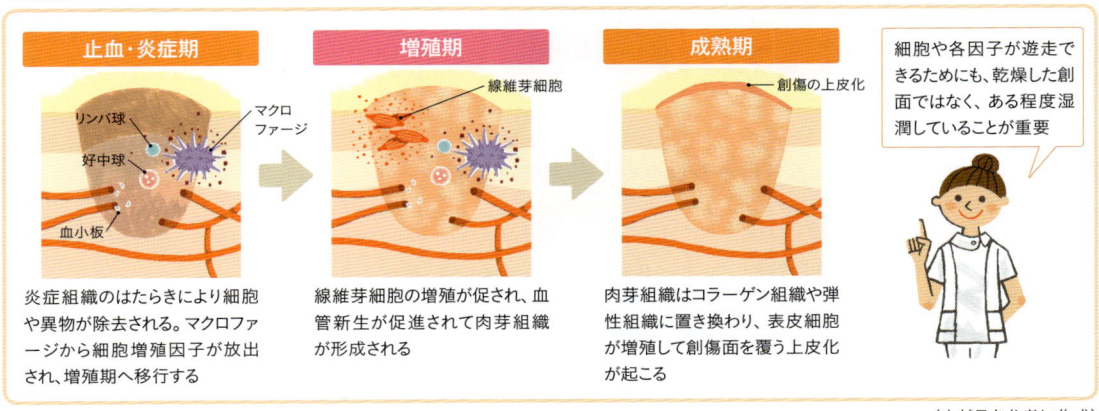

（文献7を参考に作成）

*1【NPWT】＝negative pressure woundtherapy、局所陰圧閉鎖療法。

適したものを使用することが重要です。また、処置の回数についても評価していく必要があります。

5) 湿潤環境にしてはいけない例外

褥瘡のなかには、虚血（閉塞性動脈性疾患など）が要因のものがあります。その場合、創部を湿潤環境に置くことで細菌感染を起こしやすくなることがあります。

原因をよくアセスメントし、虚血がある場合には、安易に湿潤環境で管理してはいけません。

*

褥瘡治療には、局所ケアだけでなく褥瘡の発生原因の除去、つまり皮膚の観察や除圧・減圧、スキンケア、栄養管理など、トータルケアが必要です。これらのケアと、局所ケアを並行することが重要です。

〈引用文献〉
1. Winter GD. Formation of the scab and the rate of epithelization of superficial wounds in the skin of the yound domestic pig. Nature 1962 ; 193 : 293-294.
2. Hinman CD, Maidach H. Effect of air exposure and occlusion on experimental human skin wounds. Nature 1963 ; 200 : 377-378.
3. Odland GF. The fine structure of the interrelationship of cells in the human epidermis. J Biophys Biochem Cytol 1958 ; 4 : 529-535.
4. 竹原和彦：創傷治癒のメカニズム 湿潤環境とは何か. 宮地良樹, 溝上祐子編, 褥瘡治療・ケアトータルガイド 第1版. 照林社, 東京, 2009 : 32-35.
5. 日本褥瘡学会用語集検討委員会：日本褥瘡学会で使用する用語の定義・解説. 日本褥瘡学会誌 2007 ; 9(2) : 230.
6. 舟山恵美, 山本有平：皮膚の創傷治癒の基礎. 治療 2009 ; 91(2) : 227-231.
7. 中川ひろみ：【創傷・褥瘡ケア】Section1創傷ケア. 月刊ナーシング 2010 ; 30(6) : 13.
8. 市岡滋：局所陰圧閉鎖療法NPWTとは. エキスパートナース 2010 ; 26(7) : 58-61.
9. Armstrong DG, Lavery LA. Diabetic foot study consortium. Negative pressure wound therapy after partial diabetic foot amputation: amulticentre, randomized controlled trial. Lancet 2005 ; 366 : 1704-1710.
10. 日本褥瘡学会編：褥瘡予防・管理ガイドライン. 照林社, 東京, 2009 : 8.

図3 浸軟した創周囲皮膚

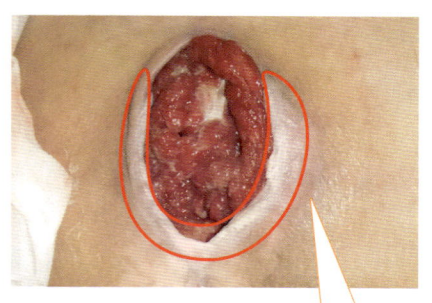

過剰な滲出液により、創縁が白く浸軟している
- 浸軟した皮膚は、外力に対する抵抗力が低下し、表皮剝離などを起こしやすくなる
- 上皮化を遅延させる要因となる

図4 V.A.C.®ATS治療システムによる局所陰圧閉鎖療法（NPWT）

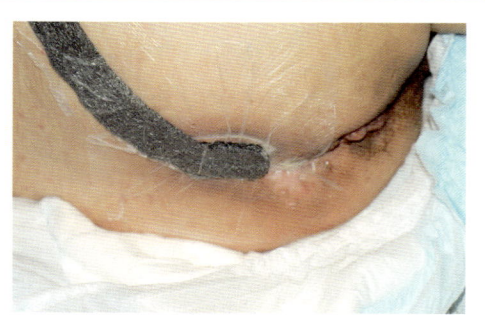

- 過剰な滲出液を除去し、浮腫を軽減する手法の1つ
- 創縁の血流増加、細菌量の軽減、陰圧により創収縮を促進する効果もある

表2 日本褥瘡学会によるドレッシング材と外用剤の定義

ドレッシング材	外用剤
創における湿潤環境形成を目的とした近代的な創傷被覆材をいい、従来の滅菌ガーゼは除く	皮膚を通して、あるいは、皮膚病巣に直接加える局所治療に用いる薬剤であり、基剤に各種の主剤を配合して使用するもの

（文献10より引用）

Part 1 ● 褥瘡・創傷ケア

6 浅い褥瘡には「創傷被覆材」
でも、貼ってみたけどなかなか治らない

吉井 忍

エビデンスのあるケア
- びらん・浅い潰瘍には「ハイドロコロイド、キチン、ハイドロジェルのシートタイプで潰瘍周囲の健康な皮膚面を含めて被覆してもよい」[1]とされる

現場のやり方
1. 他の皮膚疾患と鑑別する
2. 皮膚障害（失禁関連皮膚障害[IAD]、皮膚損傷）と鑑別する
3. 手技による皮膚損傷がないか確認する

　除圧や摩擦予防、スキンケア、栄養管理、局所ケアをしているにもかかわらず、発赤・びらん・潰瘍が治らない、といった経験はありませんか？　そのようなときは、もしかしたら"その皮膚障害"は、褥瘡ではないのかもしれません。

　褥瘡好発部位である仙骨部や尾骨部では、褥瘡と区別しなければならない皮膚障害があります。「殿部の皮膚障害＝褥瘡」と決めつけず、病態をしっかり観察し、アセスメントすることが重要です。

1）他の皮膚疾患と鑑別する

　国際ガイドライン[2]にもあるように、褥瘡の正確な診断には、他の創傷との区別が必要です。特に、褥瘡好発部位の仙骨部や尾骨部の皮膚障害は、日常の排泄ケアをするなかで、看護師がいち早く気づかなければなりません。

　そのためには、褥瘡とまぎらわしい皮膚疾患を知っておくこと（**表1**）[3]、および、創部や皮膚障害発生時の状況をよく観察しアセスメントすることが重要です（**図1**）。

　皮膚疾患として、真菌感染症を併発した褥瘡症例を紹介します（**図2**）。鱗屑を伴う紅斑

表1 褥瘡と鑑別が必要な皮膚疾患の例

皮膚疾患の分類	皮膚疾患
仙骨部や殿部とその周囲、プライベートパーツにみられる皮膚疾患	● 真菌感染症 ● 一次刺激性皮膚炎（おむつ皮膚炎、肛囲皮膚炎など） ● 帯状疱疹 ● 乳房外パジェット病　など
足部病変の鑑別すべき疾患	● 末梢動脈疾患（peripheral arterial disease：PAD） ● 静脈性潰瘍 ● 糖尿病性潰瘍　など
手術室でみられる褥瘡と鑑別すべき疾患	● 術後殿部皮膚障害 ● ポビドンヨード液による皮膚障害　など
褥瘡だけではない疾患	● 壊疽性膿皮症 ● 壊死性筋膜炎　など

（文献3より引用）

図1　殿部の皮膚障害発生時の観察ポイント

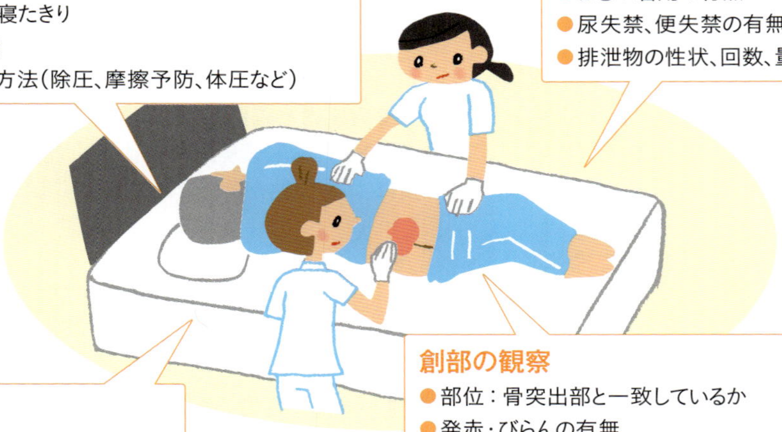

患者の背景およびベッド周囲の環境
- 組織耐久性が低下するような基礎疾患の有無（糖尿病、腎不全、低栄養、高齢、ステロイド使用など）
- 日常生活動作：寝たきり
- 頭側挙上の有無
- 褥瘡予防ケアの方法（除圧、摩擦予防、体圧など）

排泄状況
- おむつ着用の有無
- 尿失禁、便失禁の有無
- 排泄物の性状、回数、量

ケア状況
- 保清ケアの方法（洗浄方法、洗浄回数、拭き取り方など）
- 局所ケアの内容（外用剤、ドレッシング材の有無、種類など）

創部の観察
- 部位：骨突出部と一致しているか
- 発赤・びらんの有無
- 形状（境界明瞭、不整形など）
- 範囲（肛門周囲、ドレッシング材やテープ貼付部など）
- 疼痛や瘙痒感の有無・程度
- 創周囲の皮膚（鱗屑の有無、丘疹や小水疱の有無など）
- 浸軟の有無

図2　皮膚疾患（真菌感染症）への対応の例

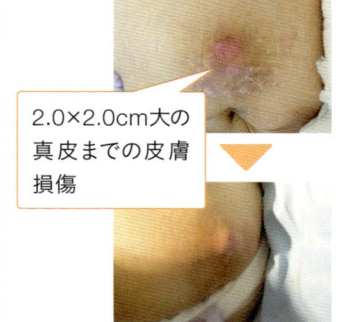

2.0×2.0cm大の真皮までの皮膚損傷

所見
- 仙骨部に真皮までの皮膚損傷あり
- おむつ使用、尿失禁・便失禁あり、高齢
- 仙骨部周囲皮膚には鱗屑を伴った紅斑
- 皮膚損傷周囲〜尾骨部にかけて鱗屑あり

アセスメント
- おむつ内失禁による高温多湿の環境
- 真皮までの浅い皮膚損傷があるが、鱗屑を伴っていることから、カンジダ症（真菌感染症）が疑われた

ケア
- スキンケア後に抗真菌薬を塗布することにより、10日後に治癒
- ここでは原因菌に対する外用剤として抗真菌薬を使用したが、抗真菌成分であるミコナゾール硝酸塩が配合されている製品（コラージュフルフル泡石鹸）を、真菌の増殖を抑える意味で使用する場合もある

がみられたことから真菌感染症を疑いました。このような場合、皮膚科（医）にて顕微鏡検査を行い、菌糸が検出されると診断がつきます。この症例では、除圧や通常のスキンケア（弱酸性石けんによる1回／日の洗浄）とともに、抗真菌薬を使用することで皮膚症状が治癒しました。弱酸性石けんには真菌感染を治癒させる効果はないので、皮膚科医の診察のもとで適切な治療を行うことが大切です。

また、ドレッシング材で密閉すると、かえって皮膚症状を悪化させてしまうことがあるので注意が必要です。皮膚疾患が疑わしい場合は、閉鎖環境とせず医師とともに経過観察しましょう。

2）皮膚障害（失禁関連皮膚障害[IAD]、皮膚損傷）と鑑別する

失禁関連皮膚障害（incontinence-associated dermatitis：IAD）とは、尿や便が陰部や会陰部周囲の皮膚と接触することで生じる皮膚の炎症です[4]。

仙骨部や尾骨部は、褥瘡好発部位でもありますが、尿・便との接触やおむつ内の高温多湿の環境にさらされやすく、褥瘡と失禁関連皮膚障害との鑑別が重要です（表2）[2]。それぞれ原因が異なるため、介入方法も異なります（ときには両者が存在する場合もあります）。

日本褥瘡学会の『褥瘡予防・管理ガイドライン』[4]や、WOCN（米国創傷・オストミー・失禁ケア看護師協会）の『褥瘡の予防と管理のガイドライン』[5]では、撥水剤の使用が推奨されています（表3）。これにより、失禁によ

表2 褥瘡・失禁関連皮膚障害・ドレッシング材またはテープによる皮膚損傷の識別方法

	褥瘡	失禁関連皮膚障害（IAD）	ドレッシング材またはテープによる皮膚損傷
原因	●外力（圧迫＋摩擦・ずれ力） ●実際には個体要因と環境・ケア要因も影響している	●尿や便の長期的な接触 ●高温多湿の環境	●ドレッシング材やテープの素材、貼り方・剥がし方
特徴	●圧力やせん断力が存在する ●通常、骨突出部または圧力がかかりやすい部位に位置している ●均一な形の創傷は、湿潤病変・IADよりも褥瘡である可能性が高い ●創縁がはっきりしている ●皮膚の発赤は消退しない	●多くの場合殿部で、骨突出部に発生することもある ●圧力とせん断力は除外されるべきである ●湿潤している（尿失禁や下痢を原因とする、光沢のある湿った皮膚ほか） ●広範囲にわたった形状で、いくつかの患部が密接していることもある ●創縁はしばしば明確でない、あるいは不均一 ●感染がなければ表在性 ●壊死はない ●発赤部分が一様に分布していない場合には可能性が高い ●周囲の皮膚に浸軟がみられることがある ●対称性（コピー病変）のことが多い	●ドレッシング材やテープを使用していたところにできる ●皮膚変色、接触皮膚炎、皮膚損傷、皮膚剥離として現れることもある ●テープやドレッシング材の形を示す傾向がある
ケア	●除圧ケア ●摩擦・ずれの予防 ●ポジショニング ●スキンケア ●栄養管理 ●局所管理　など	●失禁対策（おむつの種類や便失禁管理システムの使用などケア用品の選択・撥水剤の使用） ●スキンケア ●粉状皮膚保護剤や板状皮膚保護剤の使用 ●外用剤の使用 ●便性のコントロール　など	●スキンケア ●愛護的な貼り方・剥がし方 ●皮膚被膜剤による貼付部位の保護 ●部位や交換頻度に応じたドレッシング材やテープの選択

（文献2より引用、一部改変）

る皮膚の浸軟や便中の消化酵素から皮膚を保護します。

また、頻回な洗浄や拭き取りによる皮膚障害を予防するため、洗浄剤による洗浄は1日1回程度とし、低刺激性の弱酸性石けんを選択しましょう。

3）手技による皮膚損傷がないか確認する

ドレッシング材やテープによる皮膚損傷も考えられます。この場合、貼り方・剥がし方に注意します。皮膚を緊張させないよう中央から外側に向けて貼ったり、同じ部位に貼らないよう位置をずらしたりします。剥がすときは、テープ近くの皮膚を押さえ、皮膚とテープの角度を大きくしてゆっくり剥がします。使用部位や交換頻度に合わせた選択も必要です。

〈引用文献〉
1. 日本褥瘡学会編：褥瘡予防・管理ガイドライン. 照林社, 東京, 2009：104.
2. International Guidelines. Pressure ulcer prevention, prevalence and incidence in context. A consensus document. MEP Ltd, London, 2009：11.
3. 永井弥生編：褥瘡に関わる人が知っておくべき皮膚疾患. 看護技術 2011, 57(7)：600-607.
4. Mikel Gray, Donna Z. Bliss, Dorothy B. Doughty, et al.：Incontinence-associated dermatitis；a consensus. J Wound Ostomy Continence Nurs 2007；34(1)：45-54.
5. 日本褥瘡学会編：褥瘡予防・管理ガイドライン. 照林社, 東京, 2009：73.
6. Wound Ostomy and Continence Nurses Society. Guideline for Prevention and management of pressure ulcers. 2003：20.

表3　撥水効果のあるスキンケア製品の例

商品	セキューラ®PO (スミス・アンド・ネフュー ウンド マネジメント株式会社)	セキューラ®DC (スミス・アンド・ネフュー ウンド マネジメント株式会社)	リモイス®バリア (アルケア株式会社)	ソフティ®保護オイル (花王プロフェッショナルサービス株式会社)	ノンアルコールスキンプレップスプレー (スミス・アンド・ネフュー ウンド マネジメント株式会社)
特徴	●撥水効果がある ●ワセリン基剤で、皮膚の水分蒸散を防ぎ、保湿効果もある	●撥水効果に加えて保湿成分が含まれている ●べとつき感が少ない	●撥水効果に加えて緩衝作用がある ●やわらかいシリコン系クリームで、塗布時の伸びがよい	●粒子が細かく、ポリエーテル変性シリコン配合による皮膚への吸着がすぐれ、撥水効果が長時間持続する ●水蒸気透過性	●皮膚の上に被膜を形成し、排泄物や粘着剤から皮膚を守る ●水蒸気透過性 ●目詰まりしにくい
使用量・回数など	●失禁がひどく、強い撥水性を期待したいときに使用する ●洗浄後の乾いた皮膚に、指先に1～2cmとり、通常1回/日塗布する ●失禁回数が多いときには、各勤務帯で塗布する ●浸軟が強い皮膚に使用すると、かえって浸軟を助長してしまうことがある	●失禁とともに軽度の皮膚乾燥もあるようなときや、軽度の失禁があるときに使用する ●通常、洗浄後1回/日塗布する ●撥水効果をみて、塗布しなおすこともある	●水様便などでアルカリ性の消化酵素に皮膚がさらされてしまうような場合、撥水性に加えて緩衝作用により皮膚への刺激を和らげ、皮膚を守る ●下痢の回数が多いときは、各勤務帯での塗布が必要 ●撥水効果をみて、5～6回/日塗布することもある	●洗浄後の乾いた皮膚に、排泄物で汚染しそうな範囲に散布する ●粒子が細かいため、保護力は強く、1回/日使用する ●失禁回数が多い場合は、撥水効果を見ながら使用回数を増やすこともある	●洗浄後の乾いた皮膚に通常1回/日使用する ●皮膚被膜剤が乾くまでに30秒ほど要する。被膜剤がしっかり乾いたことを確認してから、おむつなどを着用する(乾かないと撥水効果が得られない) ●失禁回数が多い場合は、被膜効果をみながら使用回数を増やす

Part 1 ● 褥瘡・創傷ケア

7 手術創の消毒は必ずしも行う必要はない

貴田寛子

> **Point** 感染をコントロールしながら、創傷治癒を妨げない管理を

1）消毒薬が創傷治癒を妨げる可能性も

以前の外科では、術後の創はポビドンヨードやクロルヘキシジングルコン酸塩などで消毒し、滅菌ガーゼで保護することがあたりまえでした。皮膚の常在菌がSSI（surgical site infection：手術部位感染）に影響すると考えられていたからです。そのため、菌を減らす目的で、創部の抜糸が済むまで消毒が行われました。

しかし、最近では術後の消毒は行われなくなりつつあります。**消毒薬には細胞毒性があり、創傷治癒を妨げる**ということが科学的に明らかになっているからです。（エビデンス）

創傷は、治癒する過程でさまざまな細胞が出現します。創部に混入した細菌・異物を除去する好中球やマクロファージなどの炎症細胞や、肉芽の増殖に必要な線維芽細胞などです。消毒薬は、これらの治癒に必要な細胞も傷害してしまうため、創傷治癒を妨げる可能性があります。

2）消毒薬を使用する場合は適切な時期に

ただし、明らかな感染徴候を認めるときには消毒を行うこともあります。その場合、消毒後は生理食塩液や蒸留水で洗浄を行うことが勧められます（図1）。創内や創周囲に消毒薬が残存することで、殺菌効果だけでなく細胞毒性も発揮してしまうからです。消毒薬を使用しているときは、創や滲出液をよく観察し、必要がないのに消毒をし続けるということがないようにしましょう。

殺菌効果とともに細胞毒性のある消毒薬は、適切な時期に使用すれば、感染をコントロールでき創傷治癒を進めることができます。

〈引用文献〉
1. Seropian R, Reynolds BM. Wound infections after preoperative depilatory versus razor preparation. *Am J Surg* 1971；121：251-254.
2. 日本褥瘡学会編：褥瘡予防・管理ガイドライン．照林社，東京，2009.
3. CDC. Guideline for Prevention of Surgical Site Infection. 1999.
4. APIC. Text of infection Control and Epidemiology Surgical Site Infection. 2009.
5. 針原康, 小西敏郎：手術部位感染を予防する術前・術中・術後の対策とエビデンス（総論）．Infection Control 2011；20(8)：786-795.
6. 紺家千津子, 真田弘美：非感染創の管理. EB NURSING 2005；5(3)：306-310.

図1 生理食塩液による手術創の洗浄

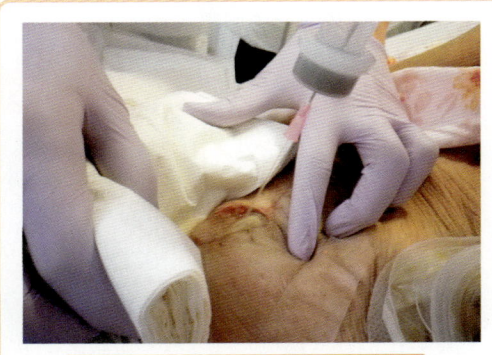

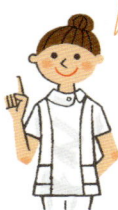

明らかな感染徴候を認めれば消毒する場合も。そのときは消毒後、生理食塩液や蒸留水で洗浄を行う

Part 1 ● 褥瘡・創傷ケア

8 手術創は、滅菌したドレッシング材で48時間閉鎖する

貴田寛子

> **Point** 縫合を行った手術創は、48時間以内に創縁が上皮化する

1) 創縁の上皮化まで滅菌状態を維持

手術創の消毒や滅菌ガーゼでの保護に代わり、現在ではドレッシング材での創閉鎖が一般的になっています。

手術創は急性創傷であり、術直後から創傷の治癒は始まり、創部からはわずかな血液や滲出液を認めるようになります。この滲出液は、創の乾燥予防、創傷治癒に必要な細胞の移動促進などの重要なはたらきがあります。創傷治癒には適度な滲出液が必要ですが、過度な滲出液は治癒を遅延させます。

通常、創縁どうしを縫合し閉鎖した創（一次治癒）は、48時間以内には創縁が上皮化します（図1）。したがって、上皮化が完成する術後48時間は、皮膚表面の細菌汚染を防ぐことがSSI（手術部位感染）の予防には重要です。そこで、手術直後の滅菌状態の創部に、滅菌したドレッシング材を貼用し48時間閉鎖することが推奨されています。このような管理をすることで、細菌の侵入を防ぐことができます。

2) 創の状態に応じたドレッシング材を

日本褥瘡学会では、ドレッシング材を「創における湿潤環境形成を目的とした近代的な創傷被覆材をいい、従来の滅菌ガーゼを除

図1 一次治癒と二次治癒

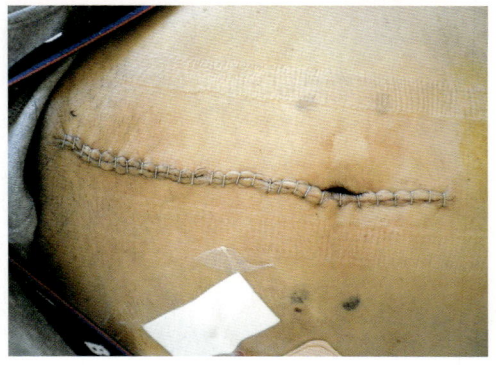

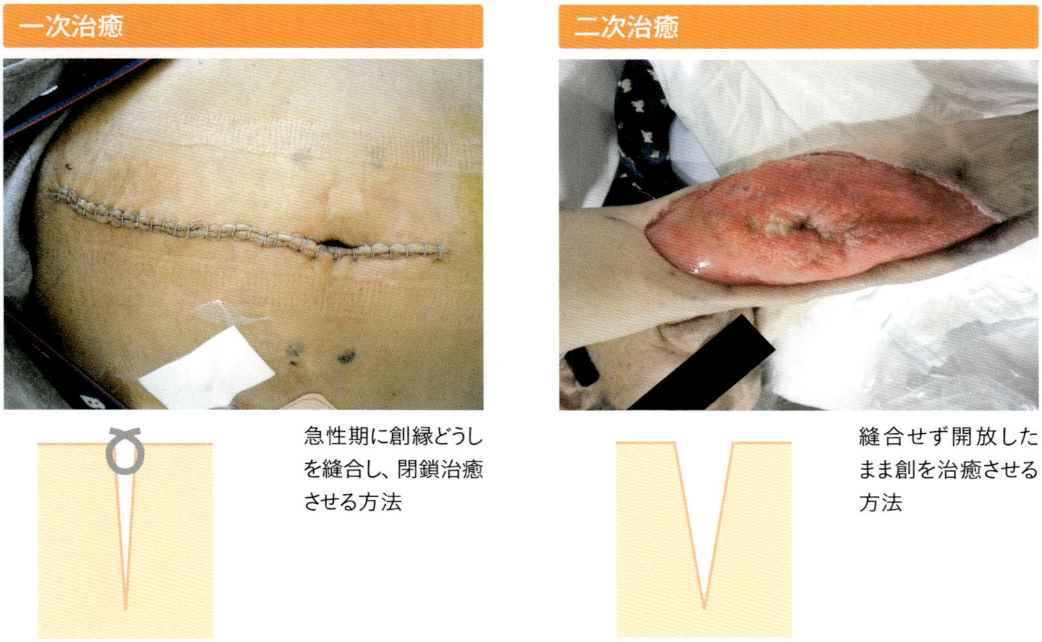

一次治癒
急性期に創縁どうしを縫合し、閉鎖治癒させる方法

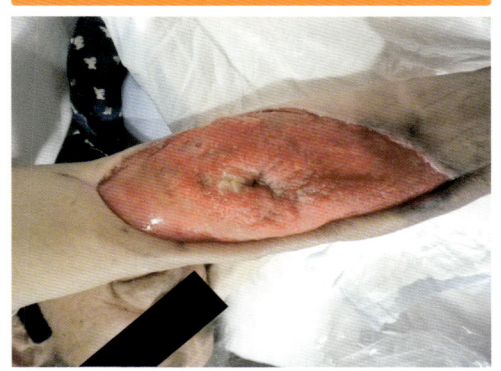

二次治癒
縫合せず開放したまま創を治癒させる方法

く」[1]と定義しています。ポリウレタンフィルム、ハイドロコロイドなどがこれにあたります。

以前は、創の保護にはガーゼが多用されていましたが、==ガーゼは滲出液を吸収し、創面が乾燥傾向となります==。そのため、創面にガーゼが固着したり、剥がすときに疼痛を伴うことがあります。近年、"創傷ケアに伴う痛み"が注目されており、世界創傷治癒学会からも『ドレッシング交換時の疼痛軽減「疼痛軽減の実践」』[2]が刊行されています。創洗浄やデブリードマンに関する痛み、その他の炎症や感染といった局所因子についても、医療者は管理する必要があります。

手術を受けた患者は、硬膜外麻酔等で疼痛コントロールを図っていても、痛みに対して敏感になっています。創処置の際に不要な痛みを生じさせないようドレッシング材を選択するときは、滲出液の量や貼付時間、除去時の痛みなどについて検討し選択しましょう。主に使われるのは、創面を湿潤環境に保持できるポリウレタンフィルムやハイドロコロイドなどのドレッシング材です（**図2**）。上皮化が完成すれば、細菌の侵入を防ぐことができるので、ドレッシング材での保護は基本的に不要となります。ただし、患者が創部の露出を嫌がる場合には、ガーゼやドレッシング材で保護しても問題ありません。

〈引用文献〉
1. 日本褥瘡学会編：褥瘡予防・管理ガイドライン．照林社，東京，2009：158．
2. 田中秀子，松崎恭一 監訳，WORLD UNION OF WOUND HEALING SOCIETIES：ドレッシング交換時の疼痛軽減「疼痛軽減の実践」メンリッケヘルスケア株式会社資料．http://www.molnlycke.com/jp/Wound-Care-Products/JP/1/

〈参考文献〉
1. Seropian R, Reynolds BM. Wound infections after preoperative depilatory versus razor preparation. Am J Surg 1971；121：251-254.
2. CDC. Guideline for Prevention of Surgical Site Infection. 1999.
3. APIC. Text of infection Control and Epidemiology Surgical Site Infection. 2009.
4. 針原康，小西敏郎：手術部位感染を予防する術前・術中・術後の対策とエビデンス（総論）．Infection Control 2011；20(8)：786-795.
5. 紺家千津子，真田弘美：非感染創の管理．EB NURSING 2005；5(3)：306-310.

図2 術後創部の保護に使われるドレッシング材の例

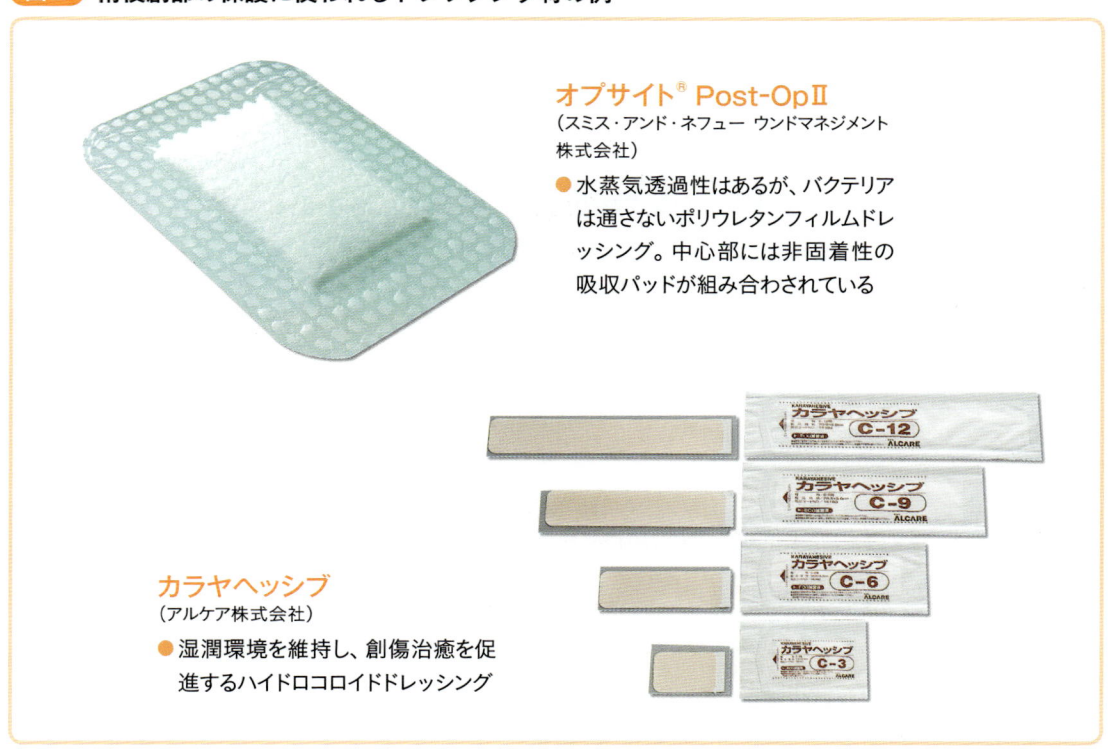

オプサイト® Post-OpⅡ
（スミス・アンド・ネフュー ウンドマネジメント株式会社）
● 水蒸気透過性はあるが、バクテリアは通さないポリウレタンフィルムドレッシング。中心部には非固着性の吸収パッドが組み合わされている

カラヤヘッシブ
（アルケア株式会社）
● 湿潤環境を維持し、創傷治癒を促進するハイドロコロイドドレッシング

Part 1 ● 褥瘡・創傷ケア

9 術後48時間はドレッシング材で閉鎖
でも、状況や部位によりうまくいかなかったら、どうする？

貴田寛子

エビデンスのあるケア
- 手術創は滅菌したドレッシング材で48時間閉鎖する

現場のやり方
1. 滲出液が多い場合は、吸収能の高いドレッシング材を選択する
2. ストーマの近位部にドレッシング材を貼付しない
3. ドレーンを保護するドレッシング材は、正中創のドレッシング材の上から貼付する

エビデンス
「手術創は、滅菌したドレッシング材で48時間閉鎖する」[1]ケアが一般的になっていることは、p.22で説明しました。

しかし、「創部からの滲出液が多い」、あるいは「ストーマやドレーン等が近接している」などの要因により、閉鎖環境を維持できないことがあります。このような場合、どのように対処すればよいのでしょうか？

1) 滲出液が多い場合は、吸収能の高いドレッシング材を選択する

ドレッシング材の種類によっては、滲出液の吸収力が少ないものもあります。創部からの滲出液が多いことが予測される場合は、吸収力の高いドレッシング材を選択することで、創閉鎖環境の維持が可能となります（図1）。

2) ストーマの近接部位にドレッシング材を貼付しない

創周囲に存在するストーマやドレーンも、ドレッシング材による閉鎖環境の維持において障害となることがあります。

特に、ストーマ造設がSSI（surgical site

図1 滲出液の吸収力の高いドレッシング材の例

オプサイト®Post-Opビジブル
（スミス・アンド・ネフュー ウンド マネジメント株式会社）

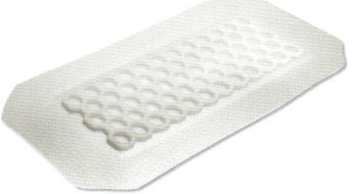

- 水蒸気透過性はあるが、バクテリアは通さないポリウレタンフィルムドレッシング
- 中心部には吸収力の高いポリウレタンフォームが組み合わせてある
- 網の目状にカットしたパッドにより、貼付したまま創面が観察できる

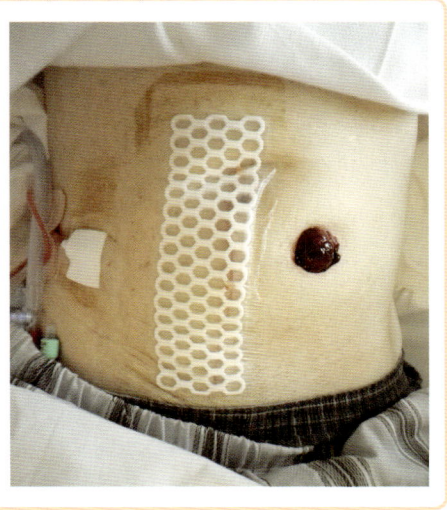

図2 ストーマに近接したドレッシング材貼付のポイント

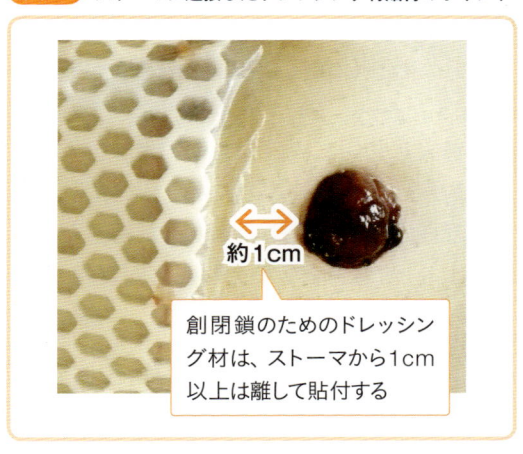

約1cm

創閉鎖のためのドレッシング材は、ストーマから1cm以上は離して貼付する

図3 手術創とドレーンの位置

48時間の閉鎖が可能な手術創
手術創とドレーンの間に十分な距離がある場合、それぞれにドレッシング材を貼付できる。また、術前のストーマサイトマーキングを実施しているため、ストーマの管理もしやすい

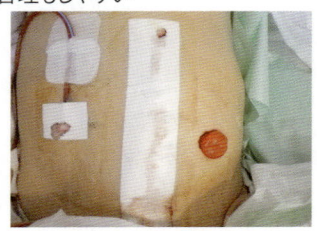

48時間の閉鎖が困難な手術創
手術創、ドレーン、ストーマが近接している。このような場合は、排泄物による汚染を最小限にするためパウチを優先して貼付し、手術創、ドレーンはガーゼで保護することもある

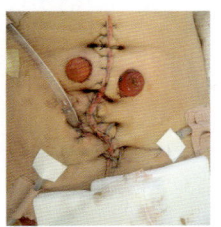

---

infection：手術部位感染）のリスクを高めると報告している論文もあります[2]。ストーマ装具から排泄物が漏れ、清潔に管理したい正中創が汚染されることもあります。排泄物による創の汚染がSSI発生の直接的な原因であるというエビデンスはありませんが、臨床では、汚染された創傷は治癒が遷延することが多くみられます。

ストーマ直近に手術創を保護するドレッシング材を貼付すると、ストーマ装具から漏れた排泄物がドレッシング材をつたって手術創を汚染してしまうことがあります。よって、**ストーマ周囲1cm程度の範囲には、創閉鎖のためのドレッシング材は貼付しないようにしましょう**（図2）。

また、術前のストーマサイトマーキングも重要です。2012（平成24）年度の診療報酬改定では、ストーマサイトマーキングを含む「人工肛門・人工膀胱造設術前処置」に加算が認められました[3]。術前教育やストーマ位置決めの効果として、ストーマ合併症の予防、術後のQOLの向上、自己適応、満足度、経済的負担の軽減等が明らかにされています。さらに、術後の合併症予防、早期回復などにつなげることも可能だと考えられています。医師や専門的な知識をもった看護師による**手術創の位置を考慮したマーキング**によって、術後の管理も行いやすくなるということです。

3）ドレーンと手術創の位置関係に注意

ドレーンの留置は、手術創より一定の距離をおくことが提唱されています（図3）。しかし、術式によって数や留置される場所が異なり、手術創と近接することがあります。

以前は開放式ドレーンの留置が主流であったため、排液で創部が汚染されることがありました。近年では、閉鎖式ドレーンのほうが、開放式ドレーンよりもSSIの危険性が低下することが示されており[1]、閉鎖式ドレーンが主流となっています。

閉鎖式ドレーンの多くは、陰圧によって排液を行うしくみになっています。ドレーンの詰まり、折れ曲がりなどに注意し、確実に排液が行われるように管理をすれば、ドレーン

挿入部からの排液の漏出によって手術創が汚染されることは少なくなります。

　また、手術創を閉鎖するドレッシング材を貼付してから、ドレーン挿入部を保護するドレッシング材を貼付しましょう。ドレーン挿入部のドレッシング材の交換が必要になった場合、手術創のドレッシング材を剥がさずに交換が可能です。手術創を管理するうえで、ドレーンの管理はとても重要です。ドレーン挿入部のドレッシング材を貼付したままでも観察を怠らず、確実な管理をすることが手術創の管理にもつながります。

*

　最後に、手術創の管理は、ドレッシング材等を変更したり工夫するだけでは解決しません。近年では、術前の説明から輸液管理、疼痛管理、早期経口摂取の開始など、術後早期回復に導くためのさまざまなエビデンスを取り入れた術後回復強化（enhanced recovery after surgery：ERAS）プロトコールを作成・導入している施設もあります。

　手術創は、局所管理のみならず、医師や感染管理認定看護師、栄養士、薬剤師らとの協働により、治癒環境を整えることが重要です。

〈引用文献〉
1. CDC. Guideline for Prevention of Surgical Site Infection, 1999.
2. Liu W. H, et al. Postoperatively parastomal infection following emergent stoma creation for colorectal obstruction, the possible risk factors. Int J Colorectal Dis 2008：869-873.
3. 厚生労働省：特掲診療料の施設基準等の一部を改正する件（告示）. 平成24年厚生労働省告示第78号.

〈参考文献〉
1. APIC, Text of Infection Control and Epidemiology Surgical Site Infection, 2009.

Part 1 ● 褥瘡・創傷ケア

10 褥瘡予防、座位姿勢では「90度ルール」
患者の体格に合わせた車椅子がない…どうする？

吉井 忍

> **エビデンスのあるケア**
> ● 座位での体圧分散時は、大腿後面をより広く接触させるための「90度ルール」がある[1]

> **現場のやり方**
> ❶ 車椅子に座面用クッションを用いて、体圧分散を図る
> ❷ 車椅子に背当て付きクッションを用いて、骨盤を支える
> ❸ 姿勢が崩れた場合は、引きずらない方法で正しい姿勢に戻す

　車椅子における座位での体圧分散には、**大腿後面をより広く接触させるために、股関節・膝関節・足関節を90度で座らせること（90度ルール）**が提唱されています[1]（図1）。

　しかし、90度ルールを守りたくても、病院では個々の体格に合わせた車椅子を準備することが困難なことがあります。そのため、姿勢を整えてもすぐに崩れてしまう、というケースも考えられます。

　よい姿勢が保持できなければ、さまざまな影響が生じてしまいます（図2）。

1）座面用クッションを用いて体圧分散

　『褥瘡予防・管理ガイドライン』[2]では座面用のクッションの使用や、座位姿勢のアライメント[*1]やバランスなどを考慮することが推奨されています。

　ベッド上と同様に、座位時には**クッション**

図1　車椅子での座位姿勢における90度ルール
● 股関節・膝関節・足関節をそれぞれ90度に保つ
● 大腿後面をより広く接触させることができ、殿部の圧を低下させる[1]

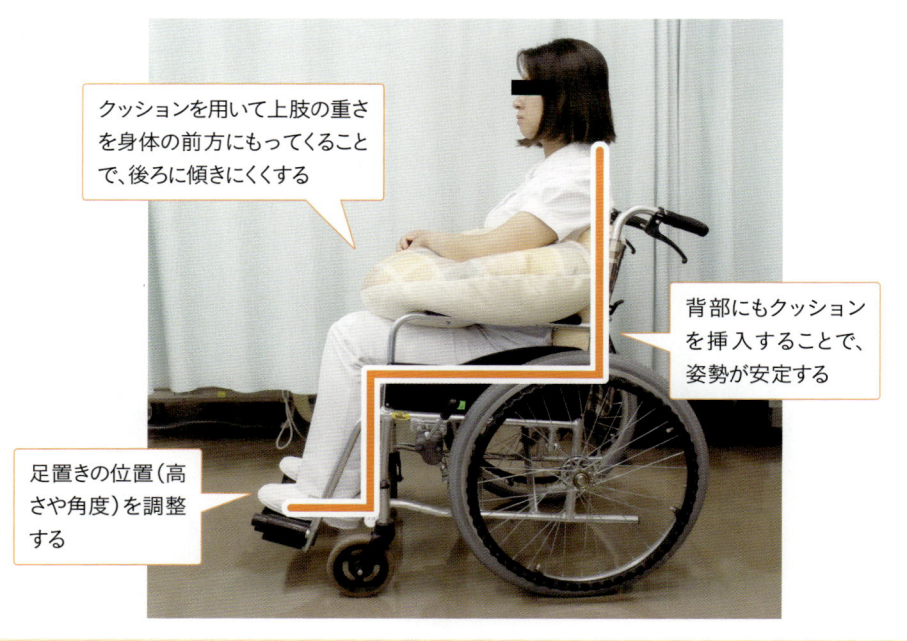

- クッションを用いて上肢の重さを身体の前方にもってくることで、後ろに傾きにくくする
- 背部にもクッションを挿入することで、姿勢が安定する
- 足置きの位置（高さや角度）を調整する

＊1【アライメント】＝頭部、体幹、骨盤の位置を整えること。

を用いて体圧分散を行います。クッションの使用は、体圧分散効果だけでなく、骨盤面を支持し、安定した座位姿勢を保つことにもつながります（図3）。

2）骨盤を支える背当て付きクッション

仙骨座りの原因は骨盤の後傾であり、**骨盤をしっかり支えることが重要**です。背当て付きクッションを使用したほうが背筋がすっきりと伸び、殿部の接触面積が広がり、圧が低

図2　座位姿勢の崩れによる影響

仙骨座り

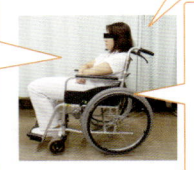

- 接触面が少ない（仙骨・尾骨、脊椎の凸部のみ）
- 頸部や肩への負担が大きく、嚥下機能にも影響する。また、上肢の動きも妨げられてしまう
- 仙骨・尾骨で摩擦とずれが生じる。皮膚と骨格の間の軟部組織が変形し、引っ張り応力がはたらく

原因 体幹の支持能力の低下、骨盤の後傾や座面の奥行きが深いことにより背面にもたれかかる、など。高齢者では、腰椎部が軽度前弯していることで骨盤が後ろに傾きやすい

褥瘡発生危険部位 尾骨部・脊椎（凸部）

一方に倒れる

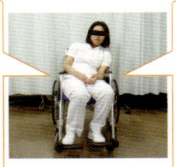

- 左右どちらかに傾いている。これが続くと、脊柱の側弯を進めることになる
- 肘や肋骨弓がアームレストにあたると、褥瘡発生の可能性がある。また、アームレストを握りしめるなど、安楽な体位となっていないこともある

原因 体幹の支持能力低下、片麻痺、座面がハンモック状になり安定しない、など

褥瘡発生危険部位 傾いているほうの坐骨結節・大転子

図3　座面用クッションの使用

使用しない場合
- 狭い接触面積になる（姿勢が保持しにくいうえ、局所〈尾骨部〉への圧が高まる）

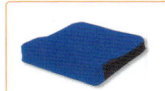

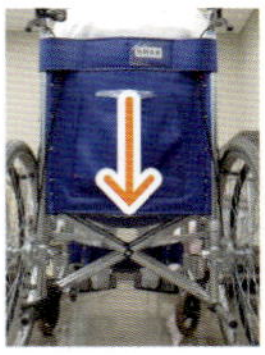

→

- 座面用クッションの例　シーポス（株式会社モルテン）
- 骨盤の位置を調整 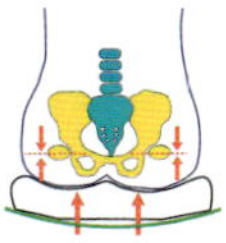

→

使用した場合
- 広い接触面積が得られる（安定した座面が得られる）

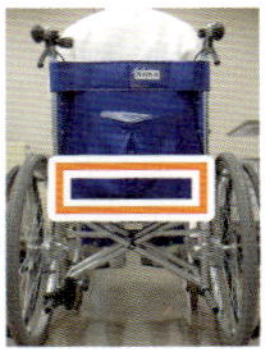

（イラストは文献1、p.83より転載）

図4　背当て付きクッションの使用

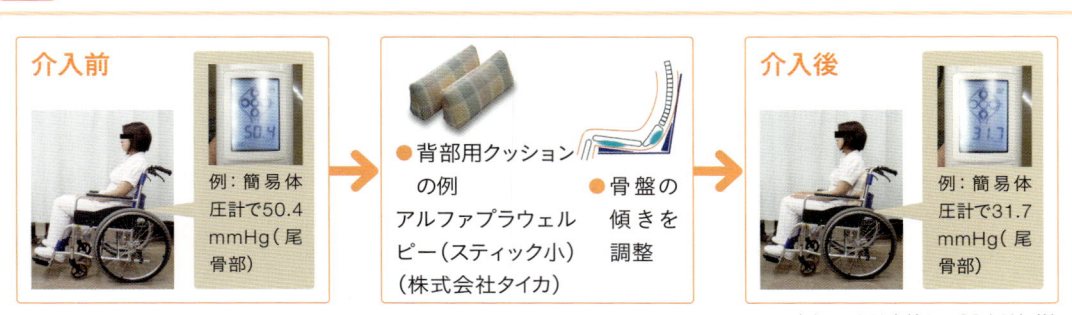

介入前
- 例：簡易体圧計で50.4mmHg（尾骨部）

→

- 背部用クッションの例　アルファプラウェルピー（スティック小）（株式会社タイカ）
- 骨盤の傾きを調整

→

介入後
- 例：簡易体圧計で31.7mmHg（尾骨部）

（イラストは文献1、p.83より転載）

くなります³（図4）。

特に小柄な患者の場合、シートの奥行きが深く、背部にもたれ、骨盤が後傾してしまいます。座面用クッションの使用に加えて背部へのクッション挿入により、座位姿勢を保てるようにしましょう。

3) 姿勢が崩れた場合の手技

殿部を引きずったり、病衣のズボンを持って引き上げたりすると、尾骨部や殿裂部へ圧迫が生じ、褥瘡発生の要因になります。**殿部を引きずらないように姿勢を整えることが大切です**（図5）。

〈引用文献〉
1. 田中マキ子：褥瘡の予防 座位での体圧分散の方法．宮地良樹，溝上祐子編：褥瘡治療・ケアトータルガイド，第1版．照林社，東京，2009：82-84．
2. 日本褥瘡学会編：褥瘡予防・管理ガイドライン．照林社，東京，2009：63-65．
3. 田中マキ子：実践に役立つ褥瘡予防―どこまで理解？ ポジショニングの新常識―褥瘡予防とポジショニングの実際②座位におけるポジショニング・車椅子使用時．月刊ナーシング 2008；28(9)：25-30．

図5 重心移動を取り入れた姿勢の戻し方

患者の重心を移動させることで、殿部にかかる圧が少なくなり、無理なく誘導できる

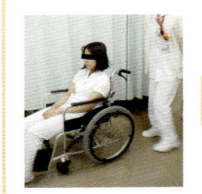

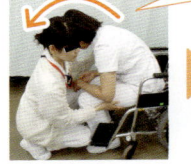

- 足の位置を整え、患者の右下腿に上半身の体重が乗るように誘導する
- 左殿部の体重が右下腿に乗ったところで、左下腿を車椅子の背面へ運ぶ
- 今度は左下腿に体重を移動させ、軽くなった患者の右殿部を後ろに運ぶ
- 数回繰り返して、姿勢を整える

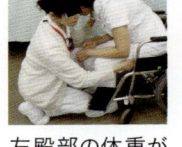

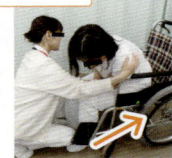

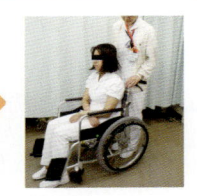

ベッド上での座位にも注意！ 例えば90度座位時に停電したら…

底づきの様子

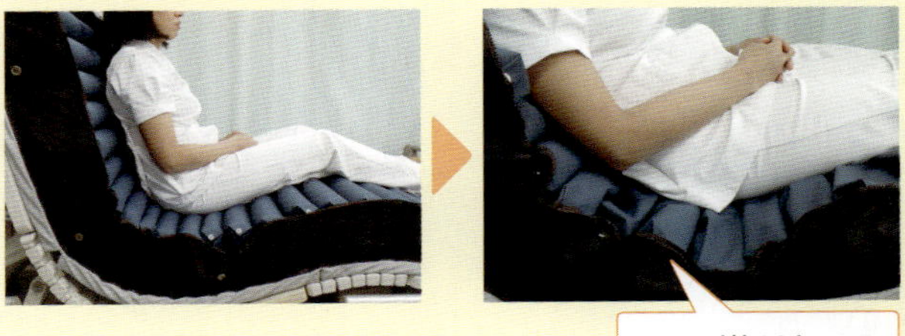

エアが抜けきって底づきしている

対応方法

ポンプからエアホースを外さない

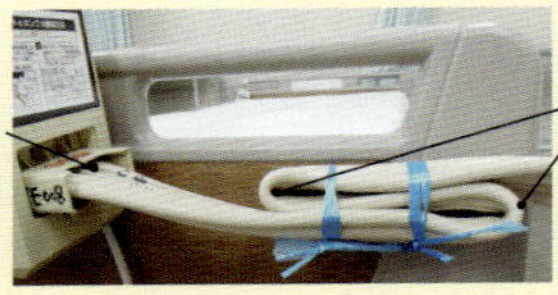

エアホースの途中がしっかり折れるまで曲げる

注）停電が復旧した後は、エアホースを元に戻し、設定を確認することを忘れない

震災時の停電の際、電動ベッドの角度を解除できず長時間ベッド上座位姿勢となってしまったために、エアマットレスのエアが抜けて（写真右）、殿部の底づきを起こし、褥瘡を形成したケースがありました。

通常、停電によりエアマットレスのエアは数時間～1日程度で抜けてしまい、底づきを起こします。長時間の（3時間を超える）停電が生じた場合は、ただちにエアホースをひもやガムテープで折り曲げ、エアが抜けるのを防ぐ必要があります。

また、10cm以下の静止型エアマットレス（1層式）の場合は底づきの予防が困難なので、早急にウレタンマットレスに変更します。

Part 1 ● 褥瘡・創傷ケア

11 下肢潰瘍患者の「足浴」は、潰瘍の程度により行ってもよい

丹波光子

> **Point** 腱の露出や感染徴候がない下肢潰瘍では足浴が可能。
> 血流改善や細菌繁殖の減少が期待でき、効果的な洗浄に

　下肢潰瘍患者では、足浴をすることで腱に沿って感染が拡大する可能性が大きいため、通常、足浴は「禁忌」とされています。

　しかし、潰瘍の程度により、足浴は局所の血流の改善や創部の汚染物質を容易に除去して、感染を予防し、創傷治癒を促します。ここでは、足浴と洗浄方法について述べます。

1）足浴の基準

　足浴は、<u>下肢潰瘍において、感染がない場合や、腱や骨などの露出がない場合に行います</u>[1]。（エビデンス）

　なお、腱などが見えているような場合で潰瘍部が大きいとき、あるいは全身に影響を及ぼすような感染が疑われる場合は、足浴ではなく、洗浄（シャワー浴や、洗浄ボトルでの多量のお湯での洗浄）を選択します。

2）足浴の重要性

　下肢潰瘍患者の創の表面は、創から分泌される滲出液、あるいは処置に使用した軟膏が付着しており、"滲出液や細菌から出されたバイオフィルムなどで汚染されている状態"です。この<u>創表面の壊死組織の付着や細菌の増殖は、創傷治癒遅延の原因</u>となります。（エビデンス）

　足浴を行うことで、「局所の血流を改善させ」「細菌数を減少させ」「創傷治癒の改善」が図れます。特に、創表面のクリニカルコロナイゼーション[*1]により創が治癒遅延状態にある場合は、創表面をしっかりと洗浄することが必要です。お湯を用いた足浴を行うことで、壊死組織や固まった滲出液を浸軟させ、容易に取り除くことができます。

　なお、消毒薬（イソジン®液やヒビテン®液など）を用いた足浴は、一時的な消毒作用はありますが、時間の経過とともに消毒効果がなくなり、感染を抑えるという根拠に乏しいため、近年では行われていません。

3）足浴・洗浄の実際

　滲出液がある創は、滲出液により細菌の温床となるため、足浴をする場合は創表面をガーゼなどでしっかり洗った後、微温湯をかけます。<u>シャワーボトルやシャワー浴などを使用する場合は、しっかりと圧をかけて洗浄</u>することが重要です。（エビデンス）

　手技の選択基準を図1に、それぞれの手技

図1 下肢潰瘍の状態による足浴・洗浄の選択

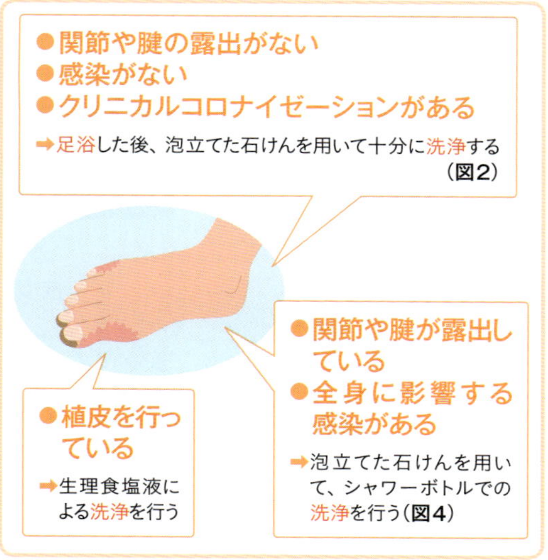

- 関節や腱の露出がない
- 感染がない
- クリニカルコロナイゼーションがある

→ 足浴した後、泡立てた石けんを用いて十分に洗浄する（図2）

- 植皮を行っている

→ 生理食塩液による洗浄を行う

- 関節や腱が露出している
- 全身に影響する感染がある

→ 泡立てた石けんを用いて、シャワーボトルでの洗浄を行う（図4）

[*1]【クリニカルコロナイゼーション】＝clinical colonization、臨床的な感染徴候：発赤・腫脹・熱感・疼痛などの所見を伴わないにもかかわらず、細菌の潜在的感染が持続するために、創傷治癒が遅延する状態。

を下記に示します。

① 足浴

　足浴用バケツをビニール袋で覆い、微温湯を入れ、足浴を行います。汚染物質や痂皮を浸軟させ、その後の石けんによる洗浄時に剥がれやすくします（**図2**）。

　虚血がある患者では、痛みを訴える場合があるため、ぬるめのお湯で行います。

② 抗菌炭酸温浴剤を用いた足浴

　市販されている足浴用の抗菌炭酸温浴剤（ASケア®）を用いることで（**図3**）、炭酸ガスにより血流を改善させ、次亜塩素酸による殺菌効果も期待できるとされます。ASケア®使用後、下肢の血流が改善したという報告も多数あります。微温湯のみより保温効果が高く、足浴終了後、赤く皮膚色が変化します[2,3]。

　下肢虚血の患者では、循環が改善したことにより痛みを訴えることもあるため、その場合は、お湯の温度を下げて使用します。

③ 創洗浄（シャワー、シャワーボトル、生理食塩液による）

　腱などが見えているような場合で潰瘍部が大きいとき、あるいは全身に影響を及ぼすような感染が疑われる場合は、足浴ではなく、洗浄（シャワー浴や、洗浄ボトルでの多量のお湯での洗浄）します。

　シャワー浴が可能な場合や、創部が広範囲な場合は、浴室でシャワーを流しながら行います。ベッドサイドなどで行う場合は、シャワーボトルに微温湯を入れて行います（**図4**）。なお、植皮部など清潔が必要とされる部位を洗浄する場合は、生理食塩液を用いて局所洗浄用のノズルをつけて行う必要があります。

　いずれも圧をかけたほうが感染や炎症を軽減させる効果があるので、圧をかけて行います。しかし、洗浄だけではバイオフィルムを取り除くことが困難なため、石けんを使用します。石けんを泡立て、泡の力で汚れを浮き上がらせて取り除くようにします（**図2、4**）。

*

　足浴は、洗浄効果と血流の改善に効果があるとされていますが、医師により、"下肢潰瘍の足浴は感染が拡大するため禁忌"と考えている人も少なくはありません。注意深く観察を行い、創の状態や感染のリスクを考えて、足浴・洗浄方法を、協働する医師に確認して行うことが必要です。

〈引用文献〉
1. 黒田幸：重症多発褥瘡患者のケアについて―局所治療と全身管理における医療職種間の連携の重要性―. 日本褥瘡学会誌 2011；13(2)：162-165.
2. 南村愛：炭酸泉足浴の微小循環・創傷治癒に対する効果 臨床的検討. 日本形成外科学会会誌 2009；29(12)：721-726.
3. 市岡滋, 他 編著：感染に対する治療. 足の創傷をいかに治すか―糖尿病フットケア・Limb Salvageへのチーム医療―. 克誠堂出版, 東京, 2009：135-140.
4. 山本スミ子：人工炭酸療法（ASケア）が透析中の血管痛に著効した2例及び糖尿病性足病変に効果のあった1例. 善仁会研究年報 2004；25：44-46.
5. 中村良己, 他：足趾潰瘍がある慢性腎不全患者のフットケアを試みて―足浴とASケアを併用して―. 日本赤十字社和歌山医療センター医学雑誌 2008；25：91-94.
6. 川端京子：糖尿病性腎症透析患者における考案した炭酸泉浴剤足浴の継続性 セルフケアに関する検証. 日本腎不全看護学会誌 2006；8(2)：65-70.

図2　足浴用バケツを用いた足浴と洗浄

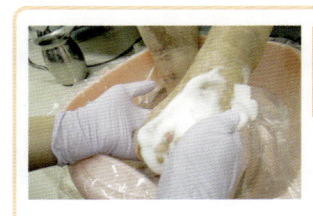

足浴＝腱の露出がない場合や、感染徴候がない場合に行う

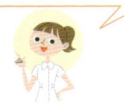

図3　抗菌炭酸温浴剤（ASケア®）を使用した足浴

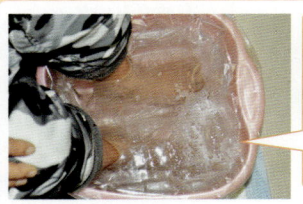

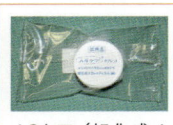

ASケア®（旭化成メディカル株式会社）

炭酸ガスが発生している

図4　ベッドサイドでの洗浄

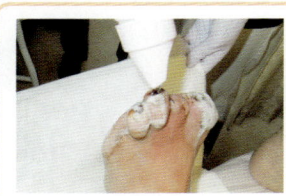

泡立てた石けんを使用し、洗浄ボトル（微温湯）で洗い流す

Part 1 ● 褥瘡・創傷ケア

12 下肢潰瘍で血流障害がある場合、壊死組織は切除してはいけない

丹波光子

> **Point** 通常の創傷管理とは異なり、原因が血流障害であるため、壊死が進行して潰瘍が悪化しやすくなる

創傷管理において、壊死組織は感染の原因や創傷治癒遅延につながるため切除することが推奨されています。

しかし、下肢潰瘍では血流障害により壊死が生じているケースがあります。その場合、<エビデンス>下肢の血流がない部位の壊死組織をデブリードマンすることで、壊死を進行させ、潰瘍が悪化します。

よって、<エビデンス>下肢潰瘍患者では、まず血流の評価を行い、早期に血行再建を行うことが大切です[1]。

1）看護師が行える血流評価方法

問診、視診、触診、検査を行い、血流の評価を行うことが重要です。

①問診
問診のポイントを表1に示します。
②視診
足の色調変化（チアノーゼ、蒼白、発赤）、筋の萎縮、爪の変形、脱毛や浮腫の有無を観察します（図1）。

虚血がある場合は、皮膚は光沢しており、足部は無毛状態となっています。潰瘍や壊死がある場合は、深さ、滲出液（量、性状）、大きさ、炎症、感染徴候（発赤、熱感、疼痛、腫脹）、壊死組織の量と色調・性状（黒色、硬い、やわらかい）、浮腫の有無を観察します。

また、下肢の挙上・下垂試験を行います。患者を臥床させ、両下肢を伸展挙上し、30秒

表1 下肢血流障害を見抜くための問診のポイント

症状	問診のポイント	
冷感	●実際触診してどうか、左右差がないか	
しびれ	●左右差がないか	
下肢の痛み	痛みの症状	●関節と筋肉のどちらか ●左右差がないか ●安静時にも痛みがあるのか ●一定距離を歩くと休まなければならないか 　（下腿部が締め付けられるように痛くなり、休むと数分間で回復する症状が特徴的にみられる） ●何メートル歩行が可能か、間欠跛行があるか
	痛みの改善	●どのようにすると痛みがよくなるのか 　（下肢を下げたときに楽になるようであれば、PAD[*1]の可能性がある）
	痛みの程度と頻度	●どのくらい痛むのか、いつ痛むのか 　（PADの場合は、特に夜間の激痛を伴う）
潰瘍・壊疽の発生	●どの部位に発生しているのか 　（足趾の先端、足背、踵に発生しやすい）	

*1【PAD】＝peripheral arterial disease、末梢動脈疾患。

間保持します。虚血の場合は、皮膚が蒼白に色調変化します。続けて座位にしてベッドから下垂させます。通常10秒ほどで皮膚が赤みを帯びますが、虚血では20秒以上を要します。

③触診

冷感の有無、左右差、足背動脈・後脛骨動脈の触知の有無を確認します。

健常者でも足背動脈を触知できない人もいます。その場合には、ドプラを用いて血流音を確認します(図2)。

④検査(ABI[*2]、SPP[*3]、TcPO$_2$[*4])

簡単に行える測定方法として、ドプラと血圧計を用いながら、上肢と足関節(足背動脈、後脛骨動脈)の収縮期血圧をもとに、足関節上腕血圧比(ABI)を測定します(図3)。

また、皮膚灌流圧(SPP)も測定します。SPPは、レーザードプラセンサーと血圧カフを用いて、センサー部位の皮膚灌流圧を計測する方法です(図4)。なお、下肢の虚血がある場合は、カフ圧を上げていく時点で痛みが強く測定できないこともあります。また、下肢の不随意運動がある場合は、測定不能の場合があります。

経皮酸素分圧(TcPO$_2$)測定は、皮膚を加温することにより、皮膚表面から酸素分圧を測定する方法です(図5)。

＊

足潰瘍の患者では、問診、視診、触診を行い、また虚血が疑われる場合は、検査により血流の評価を行います。

血流がない場合は早期に血行再建が必要となり、血流がある場合はwound bed preparationに基づき壊死組織を除去します。早期発見・適切な治療が必要です。

〈引用文献〉
1. 市岡滋, 他 編著：静脈潰瘍/糖尿病性潰瘍・動脈不全潰瘍に対する治療＆予防のガイドライン(Wound Healing Society). 足の創傷をいかに治すか—糖尿病フットケア・Limb Salvageへのチーム医療—. 克誠堂出版, 東京, 2009.

〈参考文献〉
1. 辻 依子, 寺師浩人：皮膚障害(創部)の評価—問診・視診・触診によるアセスメント. 大浦紀彦 編, 下肢救済のための創傷治療とケア. 照林社, 東京, 2011；46-51.
2. 中村晴伸, 日本フットケア学会編：フットケア・基礎的知識から専門技術まで. 医学書院, 東京, 2006：31-35.
3. 浦山 博：血管疾患. 西田壽代監修, はじめよう！フットケア. 日本看護協会出版会, 東京, 2006：37-40.
4. 新城孝道：下肢循環障害. 糖尿病フットケアガイド. 医歯薬出版, 東京, 2004：30-35.
5. 井原 裕：足病変の発生機序, 足病変の予防. 京都大学医学部附属病院看護実践センター編, 糖尿病患者のフットケア. 医学書院, 東京, 2004：33-55.
6. 伊波早苗：血流障害の足のケア. 看護技術 2001；47(6)：39.

図1　下肢血流障害の視診

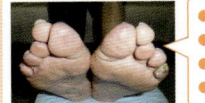

- 足の色調変化(チアノーゼ、蒼白、発赤)
- 筋の萎縮
- 爪の変形
- 脱毛・浮腫の有無

この症例では、下肢血流が低下し、色が紫色になっている

図2　ドプラでの血流評価

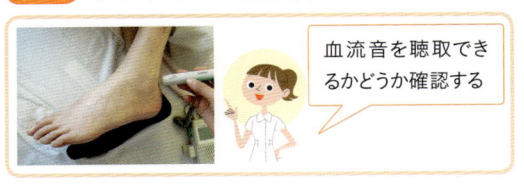

血流音を聴取できるかどうか確認する

図4　SPPの評価

センサー部位の皮膚灌流圧(血液の戻り)を計測

30mmHg以上	治癒が期待できる
20mmHg以下	不良　血流障害

図3　ドプラを用いたABIの評価

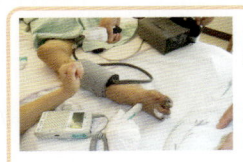

ドプラ音が消失するまでカフを加圧する。その後、減圧し、再びドプラ音が聴取できるときの血圧(＝収縮期血圧)を測定する(上腕、足関節)

ABIの算出
① 上腕の収縮期血圧を測定：左右を測定し、高いほうの値を用いる
② 足関節(足背動脈、後脛骨動脈)の収縮期血圧を測定：左右を測定し、高いほうの値を用いる

$$ABI = \frac{② 足関節の収縮期血圧}{① 上腕の収縮期血圧}$$

ABIの評価
- 重症糖尿病や透析患者では、石灰化の影響でABIが高値を示すことがある
- 簡易四肢血圧測定器がある場合は、足趾上腕血圧比(toe brachial index；TBI)も調べ、判定する(TBIの正常値は0.7以上)

正常値	0.9≦ABI<1.4
中等症	0.6前後
きわめて重症	0.3以下　血流障害

図5　TcPO$_2$の評価

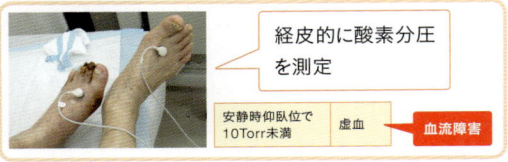

経皮的に酸素分圧を測定

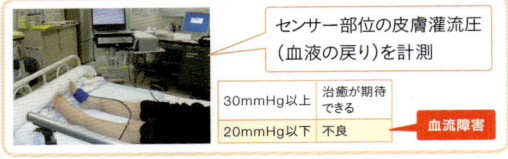

安静時仰臥位で10Torr未満	虚血　血流障害

*2【ABI】=ankle brachial index、足関節上腕血圧比。
*3【SPP】=skin perfusion pressure、皮膚灌流圧。
*4【TcPO$_2$】=transcutaneous partial pressure oxygen、経皮酸素分圧。

Part 1 ● 褥瘡・創傷ケア

13 手術後DVTの予防ケアでは、皮膚トラブルに注意する

丹波光子

> **Point** 弾性ストッキング等によって圧迫創をつくってしまう場合がある。血流を評価し、装着時の観察を欠かさない

周手術期や長期臥床患者における深部静脈血栓症（deep venous thrombosis：DVT）は、肺塞栓症などの重篤な合併症を引き起こす原因となります。そのために多数の学会が参加し、合同研究班によりDVT予防ガイドライン[1]が作成され、予防のための下肢圧迫療法などを推奨しています。特に、周手術期においてはDVTの発生率が高いため、手術室入室時には、ほぼ全例に対してDVT予防のための弾性包帯や弾性ストッキングによる圧迫療法が行われているでしょう。

しかし、<エビデンス>不適切なケアにより、皮膚障害や下肢の循環障害による虚血が発生し、下肢切断に至る場合があります[2]。

ここでは、DVT予防の圧迫療法による皮膚トラブル（図1）の予防ケアについて述べます。

1）DVT予防ケアに伴う皮膚トラブル

ガイドラインには表1の方法が述べられています。しかし、圧迫による方法を行うことで、下肢の褥瘡が発生することが近年多く報告されています[3,4]。そのため下記の点について注意する必要があります。

2）皮膚トラブルの予防・注意

①圧迫法を行う前に血流を評価する

下肢の血流が乏しい患者に圧迫を行うと潰瘍が発生し、悪化して下肢切断になる場合もあります。前項で述べた血流評価を行い、血行障害がある場合は医師に報告し、適切な予防方法について検討しましょう。

②ストッキングの選択と使用方法

予防的に使う弾性ストッキング（図2）は足首圧20mmHg以下のもので、爪先の開いた

図1 圧迫療法による下肢の壊死の例

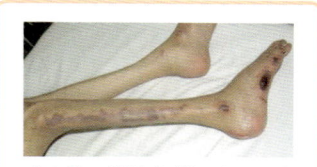

虚血肢に弾性包帯による圧迫を行い、下肢に壊死が発生した

表1 DVTのリスクの階層化と推奨される予防法

リスクレベル	一般外科・泌尿器科・婦人科手術	推奨される予防法
低リスク	●60歳未満の非大手術 ●40歳未満の大手術	●早期離床および積極的な運動
中リスク	●60歳以上、あるいは危険因子のある非大手術 ●40歳以上、あるいは危険因子がある大手術	●弾性ストッキング 　あるいは間欠的空気圧迫法
高リスク	●40歳以上のがんの大手術	●間欠的空気圧迫法 　あるいは抗凝固療法
最高リスク	●静脈血栓塞栓症の既往あるいは血栓性素因のある大手術	●抗凝固療法と間欠的空気圧迫法の併用あるいは抗凝固療法と弾性ストッキングの併用

（文献1、p50,52より作成）

ハイソックスタイプのものが多く使用されます。その際、"足首まわり"のサイズによって選択することが基本です。

術前術後を含め、DVTのリスクが続く限り、終日着用します。足の形に合わない場合や下肢の手術や病変のため使用できない場合には、弾性包帯の使用を考慮します。

装着時の注意点、観察点を**図3**に挙げます。

③骨突出がある場合の工夫

腓骨・脛骨の骨突出部に圧迫がかからないように、レストン™粘着フォームパッドやハイドロサイト®などを使用します（**図4**）。

また、足の免荷に使用するフェルトなどを用いて保護する方法もあります。

*

DVTが発生すると重症化し、死に至る場合もあります。そのため、DVT予防は大前提にあります。

ただし、使用する用具により下肢潰瘍の発生や悪化につながる場合があるため、適切な予防方法とケアを考えていくことが必要です。

〈引用文献〉
1. 循環器病の診断と治療に関するガイドライン（2008年度合同研究班報告）：肺血栓塞栓症および深部静脈血栓症の診断、治療、予防に関するガイドライン（2009年改訂版）．
2. Yamamoto Naoto：重篤な肺炎患者における弾性ストッキングによる足壊死（Elastic Stocking-Induced Foot Necrosis in a Patient with Severe Pneumonia）．Ann Vasc Dis 2011；3(3)：247-250.
3. 平岩真理子：整形外科における皮膚トラブルを引きおこす要因の検討　術後DVT予防の弾性ストッキングに注目して．日本看護学会論文集 2010．成人看護Ⅰ；40：184-186.
4. 南方竜也：弾性ストッキング着用による足部褥瘡についての検討．日本褥瘡学会誌 2009；11(4)：502-509.

〈参考文献〉
1. 大桑麻由美，真田弘美，須釜淳子，他：寝たきり高齢者における踵部褥瘡の深達度とABI（ankle brachial index）との関係．日本褥瘡学会誌 2007；9：177-182.
2. 大桑麻由美：部位別褥瘡ケア③足の褥瘡を治す．真田弘美 編，改訂版・実践に基づく最新・褥瘡看護技術，照林社，東京，2009：163-164.
3. 青柳幸江：下肢静脈患者へのフットケア．月刊ナーシング 2010；30(9)：43-49.

図2　弾性ストッキングの例

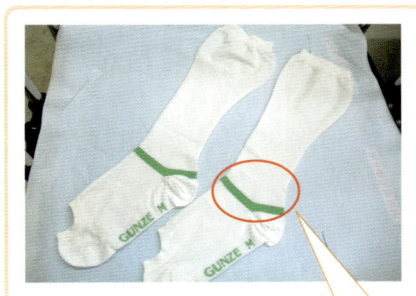

写真は医療用ストッキング「レッグサイエンス」（グンゼ株式会社）
サイズ測定の基準は"足首まわり"

図4　骨突出部における圧迫予防

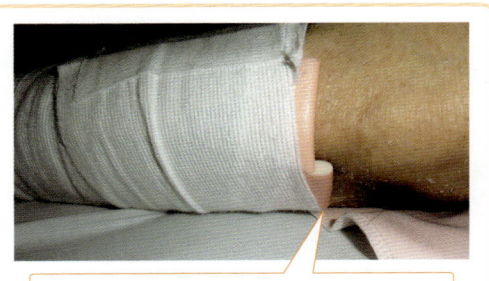

腓骨・脛骨の骨突出部の左右に、パッド、ドレッシング材等（ここではハイドロサイト®）を使用して、骨突出部が浮くようにして弾性包帯を巻く

図3　弾性ストッキング装着時の観察ポイント

1　足の部分あるいは局所的な圧迫が生じていないか

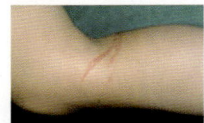

ストッキングのずれにより、皮膚トラブルを発生した例

- 弾性ストッキングの上端のずれ落ち、丸まり
- 弾性ストッキングのしわ、よじれ
- モニタホールからの足の脱出、弾性ストッキング下端のまくれ
- 弾性ストッキングと足の形の不一致

2　皮膚の色が変色していないか、足の浮腫が生じていないか

3　皮膚のトラブルがないか：発赤、水疱

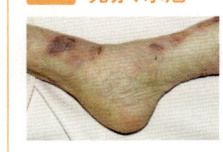

弾性包帯によって発生した水疱の例

4　患者から痛み、しびれ、かゆみなどの訴えがないか

Part 1 ● 褥瘡・創傷ケア

14 創傷治癒のために術前に「低栄養を改善」
入院期間の短縮化に伴い、栄養評価・改善が難しい…どうする?

貴田寛子

エビデンスのあるケア
- SSI予防のために栄養療法を行うこと[1]（未解決の問題）

現場のやり方
1. 栄養評価の指標として、半減期の短いRTP（rapid turnover protein＝プレアルブミン値、レチノール結合タンパク値、トランスフェリン値など）を用いる
2. 在宅における栄養状態の維持・改善を計画する

　低栄養患者では、「免疫能の低下」「タンパク合成能の低下」など、SSI（手術部位感染）が発生する条件が増加します。また、低タンパクによる浸透圧の低下は、浮腫を引き起こし、心負荷や肺水腫などの全身状態悪化の要因となります。

　CDC[*1]のガイドライン[1]では、「SSI予防のために栄養療法を行うこと」については未解決の問題としています。しかし、低栄養状態が術後の全身状態に与える影響は大きいため、術前から栄養状態の適切なアセスメント、管理が必要です。

　なお以前は、食事摂取が不十分な患者は入院し、中心静脈栄養（total parenteral nutrition：TPN）等を行い栄養状態の改善を図ったうえで手術が行われていました。現在では、消化管を使用した栄養の投与が推奨されています。長期間消化管を使用しないと、腸粘膜が萎縮して腸内細菌が粘膜バリアを通過するため、体内に移行するバクテリアル・トランスロケーションが起こり、敗血症や多臓器不全の原因となるからです（p.86）。よって、できるだけ経口摂取を継続するか、もしくは経管栄養の実施を積極的に行います。

表1　栄養指標となる検査値

	半減期	基準値
アルブミン（ALB）	21日	3.9〜4.9（g/dL）
プレアルブミン（PA）	2日	男：23〜42　女：22〜34（mg/dL）
レチノール結合タンパク（RBP）	0.5日	男：3.6〜7.2　女：2.2〜5.3（mg/dL）
トランスフェリン（Tf）	7日	男：190〜300　女：200〜340（mg/dL）

（ALB 21日）栄養状態を改善しても、すぐに検査値に反映されない

（PA・RBP・Tf）急性期では栄養状態の指標として、これらの検査値を活用する

*1【CDC】＝ Centers for Disease Control and Prevention、米国疾病予防管理センター。

1）栄養評価にRTPを用いる

術前に行われる栄養療法を評価する1つの指標として、アルブミン値がよく用いられます。しかし、アルブミンの生物学的半減期は約21日と長いため、術前の短期間の栄養状態の変化をアセスメントし、アルブミン値を補正・増加させることは困難な場合が多いでしょう。

そこで、術前などに行う栄養評価では、**急性期のタンパク合成能の指標としてRTP（rapid turn-over proteinを用いた指標、つまりプレアルブミン値、レチノール結合タンパク値、トランスフェリン値など）の使用**が推奨されます（**表1**）。これらは半減期が短いため、特に術前の栄養療法の効果判定に用いることが可能です。

2）退院後の栄養状態の維持・改善

現在はDPC[*2]の導入などにより、入院期間が短縮され、術前の準備期間が短くなっているため、患者自身あるいは介護する家族に**在宅で、栄養状態の維持・改善に努めてもらう必要**があります。

そこで、患者が摂取できる食形態や濃厚流動食を医師や管理栄養士と相談し、外来で患者を支援する必要があります。病院の売店での補助食品等の販売（**図1**）や、通信販売で購入できるようにするなど環境を整えましょう。

また、手術を実施する施設だけでなく、患者を支える地域の医療機関等と協力し合って栄養改善に取り組むためのネットワークづくりも必要となってきています。

〈引用文献〉
1. CDC. Guideline for Prevention of Surgical Site Infection,1999.

〈参考文献〉
1. 東口髙志編：改訂版・NST完全ガイド―栄養療法の基礎と実践,照林社, 2009.
2. 石角鈴華：看護介入の視点からのSSI防止. Infection control 2006；15（3）：244-249.
3. 太田博文, 藤江裕二郎, 他：大腸がん手術症例に対する術後回復強化（enhanced recovery after surgery：ERAS）プロトコールの安全性と有効性の検討. 日本大腸肛門病会誌 2011；64（4）：214- 223.

図1　売店で補助食品や濃厚流動食を販売

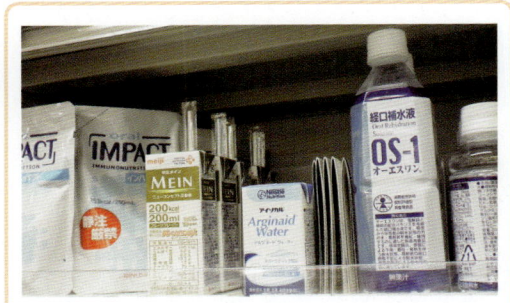

在宅での栄養ケアにつなげるため、外来で手に取りやすいように販売したり、通信販売についても伝える

---

*2【DPC】= Diagnosis Procedure Combination、診断群分類包括評価。

Part 2

感染管理
(手術部位感染防止ケア)

編集：雨宮みち

Part 2 ● 感染管理

1 手術時手洗いは、ラビング法で洗浄消毒剤を用いた方法と同等の効果が得られる

四宮 聡、飯島正平

> **Point** ラビング法は時間効率がよく、費用対効果が大きい

1）滅菌水は無菌性維持が困難という報告も

従来の医療法では、手術時手洗いに使用する水を「滅菌水でなければならない」と規定していましたが、現在では「通常の管理が行われた水道水」でも可能となりました[1]。これは、欧米では水道水による手術時手洗いが行われていること、滅菌水と水道水の手指生菌数を比較した研究でも差がないことが示された[2]ことによります。

また、滅菌水を、無菌性を維持したまま蛇口まで供給するのは困難で、かえって水道水よりも供給の過程で微生物汚染が高くなったという報告もあります[3]。

2）手荒れリスクを下げ、短時間で行えるラビング法

手洗い方法もブラシを使ったスクラブ法より、ブラシを使わずにアルコール擦式消毒剤を手指から前腕に十分に擦り込むラビング法（図1）が推奨されています[4]。スクラブ法は、ブラシで皮膚にダメージを与えることで手荒れの原因となり、さらに荒れることによって細菌増殖を促進させる可能性が高いことから、手荒れのリスクを下げ、短時間で行うことができるラビング法が推奨されるようになりました。

また、洗浄消毒剤の後にアルコール擦式消毒剤を使う2段階法も広く行われており、2段階法とラビング法をSSI（surgical site infection：手術部位感染）発生率で比較した無作為化比較試験においても有意差がなかったことが報告されています。今後、さらにラビング法が浸透していくと思われます。

3）従来法から切り替える場合

もし現在、滅菌水の装置を使用していたら、施設によっては装置の撤去や交換などがかえって手間と費用をかけることになる場合があります。施設課も含めて方法やタイミングをはかって計画的に取り組む必要があるでしょう。

手洗い方法は、ラビング法で従来の洗浄消毒剤を用いた方法と同等の効果が得られ、時間効率も費用対効果も高いことから、十分な情報提供を行ったうえで、手術部として合意形成を図りつつ導入していくとよいと思われます。

〈引用・参考文献〉
1. 厚生労働省：医療施設における院内感染（病院感染）の防止について．2005．http://www.mhlw.go.jp/topics/2005/02/dl/tp0202-1.pdf（2013.8.8アクセス）
2. 藤井 昭, 他：手術時手洗いにおける滅菌水と水道水の効果の比較．手術医学 2002；23(1)：2-9．
3. Oie S. Microbial contamination of "sterile water" used in Japanese hospitals. J Hosp Infection 1999；38：61-65.
4. 手術医療の実践ガイドライン作成委員会：手術医療の実践ガイドライン．日本手術医学会誌 2008；29：49-50．

図1 手術時手洗い：ラビング法

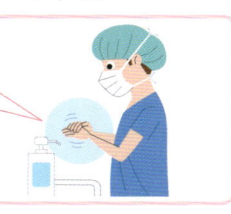

アルコール擦式消毒剤を手指から前腕に十分に擦り込む

Part 2 ● 感染管理

2 剃毛はしないで、手術直前にクリッパーで除毛を行う

四宮 聡、飯島正平

> **Point** 感染率が高まるカミソリでの剃毛は行わない。
> 除毛はクリッパーを用いて手術直前に

1）SSIの発生のおそれ、また手術の長時間前に行うことのリスクも

手術前に行う感染対策の1つに"皮膚の準備"があります。従来は、皮膚の準備として、カミソリによる剃毛が行われていました。

しかし、カミソリで剃毛を行うことによりSSI（手術部位感染）の発生率が高くなり、さらに、除毛から手術までの時間が長くなることもリスクになる可能性があるという報告がされてきました。以下では、除毛の方法・タイミングによるSSI発生率の違いについて見ていきます。

2）除毛を行わない＞クリッパーでの除毛または除毛剤＞剃毛

『SSI防止のためのCDC[*1]ガイドライン』には、手術前夜の手術部位の剃毛は、除毛剤や除毛しない場合と比べるとSSIの発生を有意に増加させるとされています。

またSSIの発生率では、「カミソリで剃毛した群」が5.6％であったのに対し、「除毛剤で除毛するか、除毛しなかった群」は0.6％だったと報告しています（**表1**）[1]。これは、剃毛によって皮膚に微細な傷がつくられ、これが微生物の増殖を招き、感染巣になるためと考えられています。

除毛のタイミングについては、**手術直前での除毛は術前24時間以内の除毛と比較して低く、手術の24時間以上前の除毛では20％と高かったことが報告されています**（**表2**）[1]。

これらの報告もあり、現在、カミソリを用いて剃毛を行う施設はきわめて少なくなってきているのではないでしょうか。

また、除毛剤を用いた除毛は、感染リスクは低いのですが、過敏症を起こすことも考慮しなければなりません。したがって、できる限り除毛は行わず、どうしても行う場合には、クリッパーを用いて手術直前に行うのがよいと思われます（**図1**）。

〈引用文献〉
1. Serpian R, et al. Wound infections after preoperative depilatory versus razor preparation. *Am J Surg* 1971；121：251-254.

表1 除毛に使用する器材によるSSI発生率の違い

除毛なし	除毛剤使用	カミソリで剃毛
0.6％ （1/155）	0.6％ （1/157）	5.6％ （12/249）

（SSI発生数/症例数）　　　　　　　　　　　（文献1より引用）

→ カミソリを用いない群で感染率が低くなっている

表2 除毛のタイミングによるSSI発生率の違い

術直前	術前24時間以内	術前24時間以上前
3.1％	7.1％	20％

（文献1より引用）

→ 術直前の除毛で感染率が低くなっている

図1 クリッパーを使った除毛

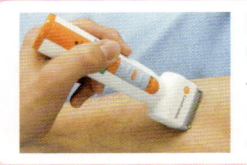

除毛を行わなければならない場合は、クリッパーを用いて手術直前に行う
（サージカルクリッパー、ケアフュージョン・ジャパン株式会社）

*1【CDC】＝Centers for Disease Control and Prevention、米国疾病予防管理センター。

Part 2 ● 感染管理

3 予防的抗菌薬の投与は原則を理解して麻酔導入前後に行う

四宮 聡、飯島正平

> **Point** 予防的抗菌薬の投与はSSI発生率を低下させる

1）術前に抗菌薬を使用する場合の原則

　抗菌薬を予防的に投与する場面は少ないと思われますが、**予防的抗菌薬の投与はSSI（手術部位感染）対策として効果的なものの１つ**（エビデンス）です。

　SSI対策で用いられる予防的抗菌薬の原則として、以下のことが重要と考えられています[1]。

①予防的抗菌薬の投与は、臨床研究に基づいてSSI発生率を低下させることが明らかになっているすべての手術、および、SSIが発生したときに大きな影響がある手術に対して行う

②予防的抗菌薬は、安全かつ安価で、手術中に起こりうる汚染菌に対して殺菌的であるものを使用する

③皮膚切開までに、血清および組織中の薬剤の殺菌濃度が十分到達しているように初回の投与時間を決定する

④薬剤の治療域濃度を、術中にわたって血清と組織の両方において維持し、また、最大でも手術室で創が閉じられてから２～３時間まで維持させる

2）投与の目的は汚染の防止。長期にわたって投与しない

　抗菌薬の選択については、国内でも指針が示されており、原則を理解したうえでの選択・投与が求められます（**表1**）[2]。

　投与期間については、術式による侵襲度の違いをはじめとしてさまざまな考え方がありますが、SSIの原因は、大半が術中に起因することを考慮すると、いたずらに長期にわたって投与することは予防的抗菌薬の考えから外れたものになります。

　投与の目的は、あくまでもSSIを起こさないことです。手術操作を行う組織を無菌にすることが目的ではなく、宿主の防御機構が破

表1 予防的抗菌薬の選択についての原則

- 手術時の汚染菌に対して十分な抗菌力を有する
- 手術時の汚染菌の発育を阻止できる組織移行性がある
- 易感染性患者では、予想される汚染菌量を宿主の防御機構により感染を発症させないレベルまで下げることのできる薬剤を考慮し、選択する
- 副作用が少なく、発生しても対応が容易な薬剤
- 菌交代や耐性菌が出現しにくい
- 耐性菌が分離されても対応薬剤がある

（文献2より引用）

綻されないレベルに手術中の細菌による汚染を減らそうとしているという点を理解しておかなければなりません。術後に起こる汚染に対しては予防的抗菌薬の意義はなく、術前から感染を認めている場合は、「治療的」な投与となるため、予防的抗菌薬とは区別されます（figure 1）。

3）投与するタイミングは「麻酔導入前後」

抗菌薬の投与タイミングや投与期間は、各施設でクリニカルパスとして規定され、統一された薬剤・タイミングが決められていることが多いようです。

特に、投与タイミングはおおむね執刀1時間以内に開始されるようになっているのではないでしょうか。具体的には、麻酔導入前後が実際的で適切なタイミングとして実施されていると思われます。

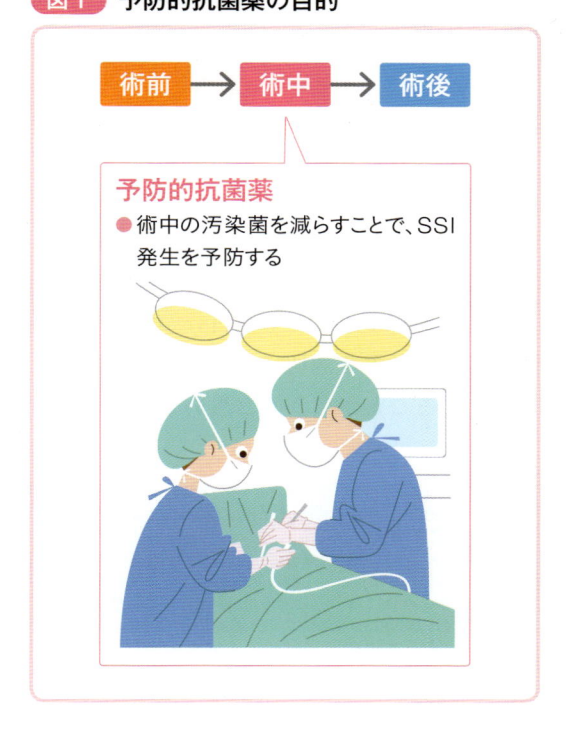

〈引用文献〉
1. Mangram AJ, et al. Guideline for prevention of surgical site infection. *Infect Control Hosp Epidemiol* 1999；20(4)：247-278.
2. 日本感染症学会, 日本化学療法学会編：抗菌薬使用のガイドライン. 協和企画, 東京, 2005：50-53.

図1 予防的抗菌薬の目的

術前 → 術中 → 術後

予防的抗菌薬
● 術中の汚染菌を減らすことで、SSI発生を予防する

Part 2 ● 感染管理

4 周術期の血糖は200mg/dL以下にコントロールする

四宮 聡、飯島正平

Point 血糖値の上昇は好中球の貪食能を低下させ、SSI発生率を高める

1) SSI防止ガイドラインにも示される血糖コントロールの重要性

「血糖」と「感染症」の関係は、以前から指摘されてきました。しかし、SSI（手術部位感染）対策としての血糖管理については、積極的に行われてきたわけではありません。

『SSI防止のためのCDCガイドライン』では、血糖は200mg/dL以下にコントロールするように推奨されています[1]。

その後、2008年に『急性期医療施設におけるSSI防止のための戦略』（米国医療疫学学会／感染症学会）の推奨でも、血糖コントロールについては同様の記載がされ、追加としてHbA1c濃度を術前に7％（NGSP[*1]）以下に低下させることも推奨されています[2]（**表1**）。

2) 血糖値の上昇により起こること

〈エビデンス〉血糖値の上昇は、好中球の貪食能を低下させることがわかっており、組織に菌が存在した場合の殺菌的な効果が十分に期待できません。また、免疫反応の低下や血流低下も起こるため、感染に対しての防御機能が十分とはいえません。そのため、程度に差はありますが、糖尿病をもつ患者はSSIのリスクが高いと考えられます。

血糖は、一時的に抑えればよいのではなく、周術期管理として早期にコントロールを図り、術後も継続する必要があります。これは、〈エビデンス〉重症患者において血糖値を厳密に管理すると、急性腎不全や血流感染、死亡率に有意な差が認められたとする研究があること[3]、心臓血管や消化管手術を受ける患者で200mg/dL以上の血糖を認めた者はSSIの増加に関連していたとする報告があることを根拠として、ガイドラインの文献にもなっています[4]。

感染が起こると影響の大きい心臓血管外科における研究が多く報告されていますが、血糖管理はすべての手術を対象に検討すべき問題と考えます。

3) 周術期の血糖管理が定着してきている

現在では、多くの施設で血糖管理についての認識が浸透してきており、日常的に血糖管理が行われているのではないでしょうか。

術前・術中・術後と血糖コントロールを行う根拠を理解することで、自分が関与する段階で必要な処置を適切に行い、アセスメントに役立てることができると思います。

〈引用文献〉
1. Mangram AJ, et al. Guideline for prevention of surgical site infection. Infect Control Hosp Epidemiol 1999；20(4)：247-278.
2. Deverick J, et al. Strategies to Prevent Surgical Site Infections in Acute Care Hospitals. Infect Control HospEpidemiol 2008；29：supplement S51-61.
3. Van den Berghe G, et al. Intensive insulin therapy in critically ill patients. N Engl J Med 2001；345(19)：1359-1367.
4. Pomposelli JJ, et al. Early postoperative glucose control predicts nosocomial infection rate in diabetic patients. JPEN J Parenter Enteral Nutr 1998；22(2)：77-81.

表1 SSI防止のための血糖コントロール

血糖値	200mg/dL以下
HbA1c（NGSP）	7％以下

早期に血糖コントロールを図り、術後も継続する！

*1【NGSP】＝National Glycohemoglobin Standardization Program、国際標準値。

Part 2 ● 感染管理

5 低体温防止のために術前から積極的に加温を進める

四宮 聡、飯島正平

> **Point** 加温により、細菌から身を守る防御システムの機能を維持する

　正常体温の維持は、麻酔関連合併症の防止として重要であることは広く知られています。『SSI防止のためのCDCガイドライン』においても低体温防止についての記載があり、正常体温維持の必要性が示唆されています[1]。

　体温とSSI（手術部位感染）についての研究では、結腸直腸手術を受ける患者200人について「正常体温維持群」と「通常管理群」で感染率を比較し、通常管理群の感染率が4.9倍高く、有意な差があったと報告されています[2]。

1）低体温による防御システムの破綻

　特にSSIに関連して、低体温が創傷治癒に与える影響を図1に示します。

　手術によって侵襲を受けた組織の温度は低下し、末梢血管が収縮します。そのため、組織の酸素分圧が下がって、細菌を貪食する役割を担っている好中球の動きが悪くなり（遊走の低下）、また、活性化酸素の産生低下によって酸化的殺菌能も低下します。

　好中球の遊走能の低下と酸化的殺菌能の低下は、創の治癒過程における重要な防御システムの破綻を意味します。

2）"術前"からの対策が必要

　低体温はSSIに限らず、さまざまな弊害をもたらします。シバリング（悪寒による震え）や覚醒時の酸素需要の増大、覚醒遅延などをはじめとして、人体に多くの悪影響を及ぼします。また、術後に麻酔覚醒時の不快感を訴える場面に遭遇したことがある人もいるのではないでしょうか。

　低体温防止では、体温が低下する前から対策をとらなければなりません。例えば、麻酔に伴う再分布性低体温[*1]に対しては術前から積極的に加温・保温に努め、体温を下げないよう取り組む必要があります。

　つまり、術前からの積極的な加温（pre-warming）が有効であるとされており、術後まで周術期全体で体温管理を行う必要があり

図1　低体温によるSSIへの影響

末梢血管の収縮
↓
組織の酸素分圧の低下
↓
好中球の機能低下（遊走の低下）
↓
活性化酸素の産生低下による酸化的殺菌能の低下

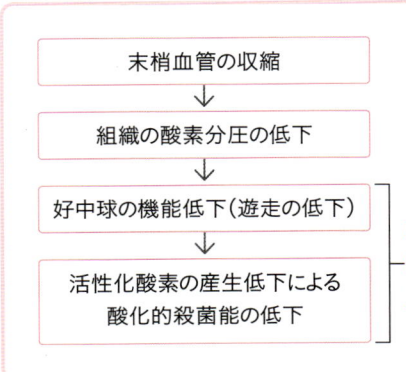

⎱ 創の治癒過程における、細菌から身を守る防御システムの破綻

---

*1【再分布性低体温】＝末梢血管が冷やされて収縮し、その後麻酔によって血管拡張が起こり、体の深部の熱が血流を介して末梢に移動して体温が低下すること。

ます（図2）。

〈引用文献〉
1. Mangram AJ, et al. Guideline for prevention of surgical site infection. *Infect Control Hosp Epidemiol* 1999;20(4):247-278.
2. Kurz A, Sessler DI, Lenhardt R. Perioperative normothermia to reduce the incidence of surgical wound infection and shorten hospitalization. *N Engl J Med* 1996;334(19):1209-1216.

図2 体温管理の実際

温風式加温装置
● 術前（患者入室前）から手術台を加温し、入室後すぐに患者の加温を開始する

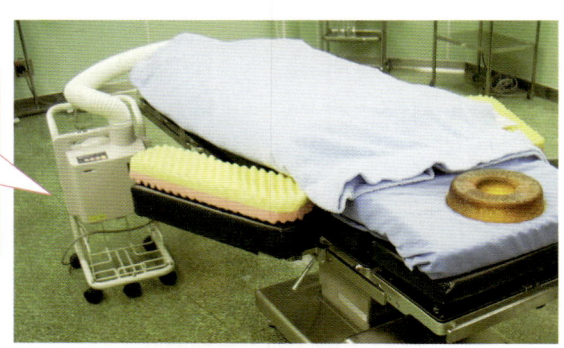

周術期を通じた低体温対策が重要

6 中心静脈カテーテル挿入時には高度無菌バリアプレコーションで感染を予防する

赤峰みすず

> **Point** 全身を覆うドレープを用いてカテーテル等の汚染を防ぐ

主に中心静脈カテーテル（CVC[*1]）や末梢挿入式中心静脈カテーテル（PICC[*2]）の挿入時には、高度無菌バリアプレコーションが行われます。高度無菌バリアプレコーションとは、キャップ、外科用マスク、滅菌ガウン、滅菌手袋、滅菌の大きなドレープ（手術室で使用されるものと同様のドレープ）を用いる血流感染予防策のことです。

身体全体を覆うドレープを用いる理由は、カテーテルやガイドワイヤー操作における汚染を防ぐためです。挿入をこの方法（高度無菌バリアプレコーション）で行う場合と、滅菌手袋と滅菌の小さなドレープのみで行う場合を比較すると、**エビデンス** 高度無菌バリアプレコーション群では中心静脈カテーテル関連血流感染（CRBSI[*3]）の発生率は低下し、その発生時期も遅れる傾向にあったとされます（図1）。また、動脈カテーテルを大腿動脈または腋窩動脈に挿入する場合も、高度無菌バリアプレコーションを行うことで、感染リスクを軽減できることが二次的に証明されています。

〈参考文献〉
1. Read II, Hohn DC, Gilbreath BJ, et al. Prevention of central venous catheter-related infections by using maximal sterile barrier precautions during insertion. *Infect Control Hosp Epidemiol* 1994；15：231-238.
2. CDC. Guideline for the Prevention of Intravascular Catheter-Related Infection, 2011. http://www.cdc.gov/hicpac/pdf/guidelines/bsi-guidelines-2011.pdf（2012.2.7アクセス）
3. 満田年宏 訳：血管内留置カテーテル関連感染予防のためのCDCガイドライン2011. ヴァンメディカル，東京，2011：94.

図1 高度無菌バリアプレコーション

（キャップ、外科用マスク、滅菌ガウン、滅菌手袋、滅菌の大きなドレープ）

> 高度無菌バリアプレコーションで中心静脈カテーテル留置を行うことで、有意に血流感染を発生させないことが明らかになっている

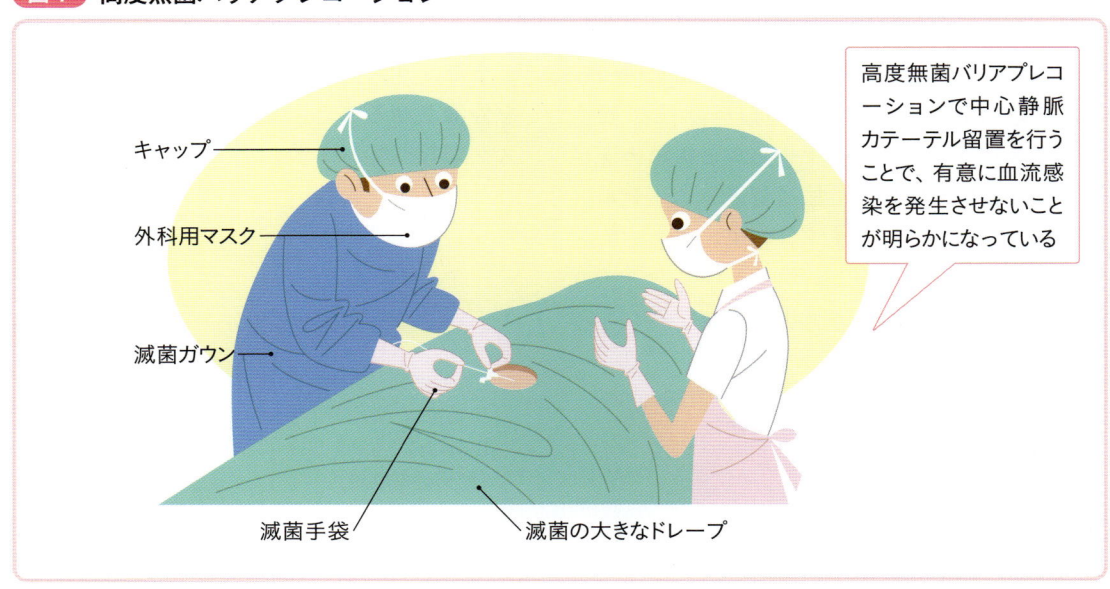

*1【CVC】＝central venous catheter、中心静脈カテーテル。
*2【PICC】＝peripherally inserted central catheter、末梢挿入式中心静脈カテーテル。
*3【CRBSI】＝catheter related blood stream infection、カテーテル関連血流感染。

Part 2 ● 感染管理

7 尿道留置カテーテルは閉鎖性を維持する

中村寛子

Point 接続部を外さないことで菌の侵入を防ぐ

1) ガイドラインで閉鎖式導尿システムの維持を勧告

尿道留置カテーテル関連尿路感染症（CAUTI[*1]）を起こす微生物は、尿道、直腸、腟での保菌を通じての内因感染が一般的ですが、汚染された医療従事者の手指や器材などを介した外因性の場合もあります。外因性に菌が侵入する経路として、カテーテルと採尿チューブの接続部があります。

『カテーテル関連尿路感染の予防のためのCDCガイドライン2009』[1]では、「尿道留置カテーテルは無菌的に挿入し、閉鎖式導尿システムを維持する（カテゴリーIB）」と勧告しています（図1）。このエビデンスから、習慣として実施してきた看護ケアを見なおすことができます。

2) 定期的な膀胱洗浄は行わない

尿道留置カテーテルが挿入されている患者に対し、以前は感染予防を目的とした定期的な膀胱洗浄を実施していました。しかし、膀胱洗浄を行うために、カテーテルと採尿チューブの接続部を外すと、尿道留置カテーテルの閉鎖を保てなくなります。結果、カテーテル内へ菌が侵入する機会となり、感染のリスクを高めてしまいます。

CDCガイドラインでも、「カテーテルの閉塞が予測されない限り膀胱洗浄は推奨しない」としています。これは、**膀胱洗浄の有無によってCAUTI発生に差がない**ということが根拠になっています。

カテーテルチューブの接続部が、あらかじめ接続されてシールで保護されている尿道カテーテルシステムの使用も勧められています。

3) 尿検体はサンプルポートから採取する

培養などに尿が必要な場合、従来は、一時的にカテーテルをクランプした後、接続部を外して採尿していました。現在は、接続部を外して採尿するのではなく、採尿チューブのサンプルポートから、標準予防策を遵守したうえで、無菌的に尿を採取します（図2）。

また、カテーテルをクランプすることは尿を停滞させることになり、CAUTI発生のリスクにもつながります。

図1 尿道留置カテーテルの接続部

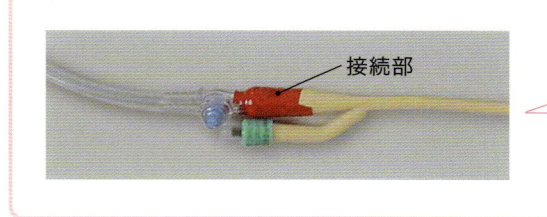

接続部

接続部は、緊急時以外は外さない！（閉鎖性を維持）

[*1]【CAUTI】=catheter-associated urinary tract infection、尿道留置カテーテル関連尿路感染症。

4）採尿バッグを交換するときはカテーテルも一緒に交換する

　接続が切断されたり、漏れや採尿バッグが汚染された場合は、カテーテルと採尿システムをすべて交換します（**図3**）。接続部を外し、採尿バッグだけ交換することはしません。

　採尿バッグだけを定期的に交換していたこともありますが、<mark>閉鎖式システムが維持できなくなるため、カテーテルと採尿バッグの両方を交換する</mark>ことが推奨されています。

〈引用・参考文献〉
1. CDC. Guideline for Prevention of Catheter-Associated Urinary Tract Infection 2009. http://www.cdc.gov/hicpac/pdf/CAUTI/CAUTIguideline2009final.pdf(2012.2.9アクセス)
2. 高見陽子：採尿システムの知識と適切な管理のポイント．感染対策ICTジャーナル 2010；5(3)：294-297.
3. 柴谷涼子：尿道留置カテーテルの管理．INFECTION CONTOROL 2006；15(7)：4-7.
4. 中村寛子：排泄ケア(尿道留置カテーテル留置中の感染予防ケア，オムツ交換時の感染予防)．INFECTION CONTROL 2011；20(5)：35-42.

図2　尿検体の採取

- 採尿は接続部を外さず、サンプルポート（採尿ポート）から無菌的に採取する

サンプルポート
接続部

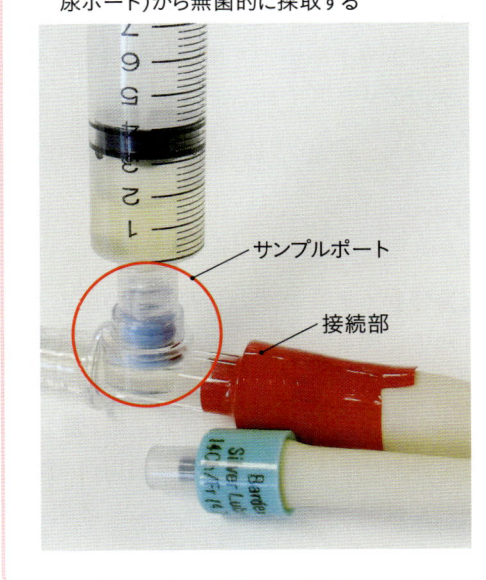

図3　採尿バッグの交換

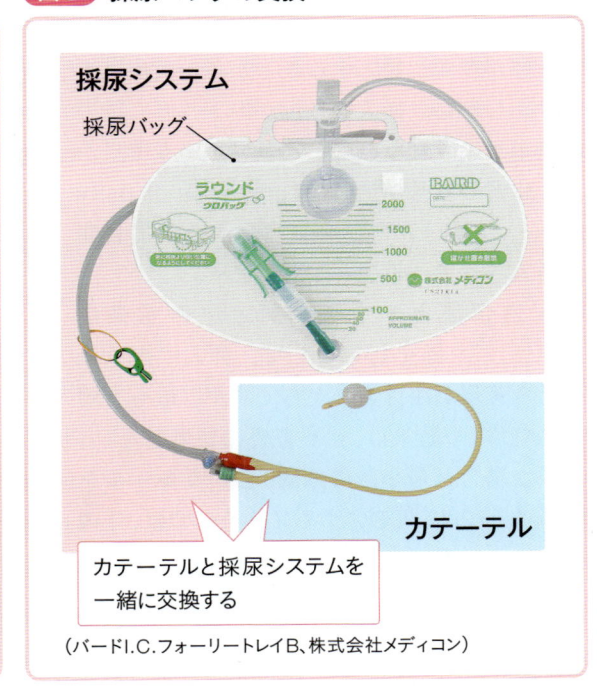

採尿システム
採尿バッグ
カテーテル

カテーテルと採尿システムを一緒に交換する

（バードI.C.フォーリートレイB、株式会社メディコン）

Part 2 ● 感染管理

8 尿道留置カテーテルは必要なとき・必要な期間"だけ"留置

でも、なかなか抜去できない状況…どうする?

中村寛子

エビデンスのあるケア
- 適切な場合に限り尿道留置カテーテルを挿入して、必要な期間だけ留置する[1]

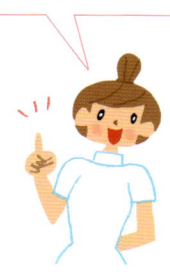

現場のやり方
1. 尿道留置カテーテルの適応と、不適切な使用例を確認する
2. 抜去のためのフローシートを活用する

　尿道留置カテーテルの挿入・管理・抜去については、泌尿器科領域に問題がない場合、看護師が判断し対応することが多い医療処置です。しかし、挿入の指示が出されても抜去の指示が出されないことが多いという背景から、患者の日常生活動作（activities of daily living：ADL）がある程度自立するまで長期間挿入されていることがあります。

　尿道留置カテーテル関連尿路感染症（CAUTI[*1]）防止対策として、挿入中のカテーテル管理が注目されがちですが、最も有効なCAUTI予防策は、「不必要に留置しない。必要な場合は最小限の期間」というルールを守ることです。CDCガイドラインでは、「適切な適応に限りカテーテルを挿入して、必要な期間だけ留置する」[1]と表現され、女性・易感染患者へのカテーテル使用、失禁管理のためのカテーテル使用、手術患者へのカテーテルの使用などを控えることが、「カテゴリーⅠB」と強い勧告で示されています。

　尿道留置カテーテルを適切に使用するために、次の2つのポイントを押さえることが大切です。

1）尿道留置カテーテルの適応と、不適切な使用例を確認する

　尿道留置カテーテルの長期留置の原因として、適応に関する知識が不足していることが挙げられます。カテーテル挿入中の管理と並行して、尿道留置カテーテルの適応（表1）や尿道留置カテーテルの不適切な使用例（表2）について確認・周知する必要があります。

表1　尿道留置カテーテルの適応

❶ 患者に急性の尿閉または膀胱出口部閉塞がある
❷ 重篤な患者の尿量を正確に測定する必要がある
❸ 特定の外科手技のための周術期使用 　a. 泌尿生殖器の周辺構造で泌尿器科手術または他の手術を受ける患者 　b. 長時間の手術が予測される患者 　c. 術中に大量の輸液や利尿剤が投与されることが予測される患者 　d. 尿量の術中モニタリングが必要な患者
❹ 尿失禁患者の仙椎部または会陰部にある開放創の治癒を促すため
❺ 患者を長期に固定する必要がある
❻ 必要に応じて終末期ケアの快適さを改善するため

適応かどうかを、常に確認する

*1【CAUTI】＝catheter-associated urinary tract infection、尿道留置カテーテル関連尿路感染症。

表2 尿道留置カテーテルの不適切な使用例

1 尿失禁のある患者の看護ケアの代わりとしての使用
→ できるだけ抜去して自然排尿を

2 患者が自発排尿できるときに、検査のために採尿する手段としての使用
→ できるだけ尿道留置ではなく、一時導尿に

3 適応が認められない場合の術後長期間の使用
→ できるだけ抜去して経過観察を

表1と合わせて、尿道留置カテーテルの適応、不適切な使用について確認・周知する

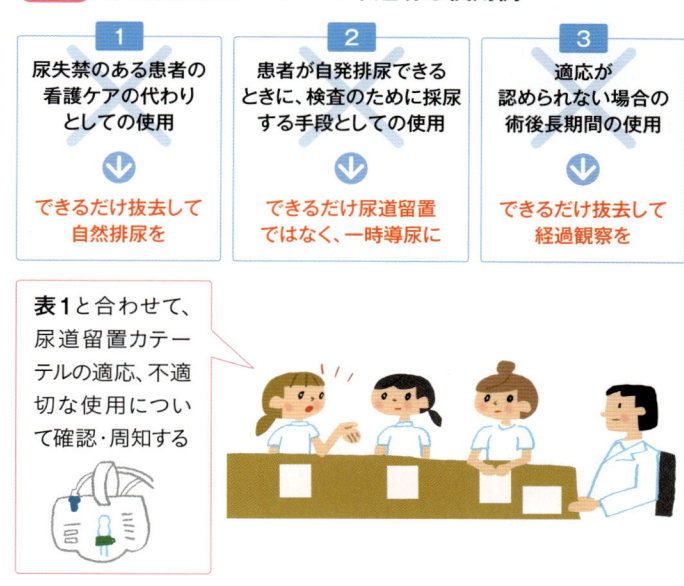

図1 カテーテル抜去への取り組み：フローシートの活用

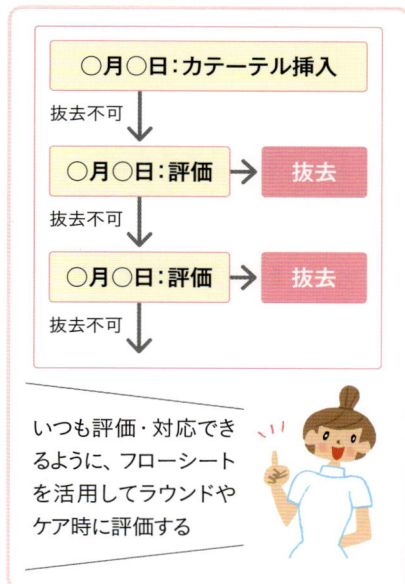

○月○日：カテーテル挿入
↓ 抜去不可
○月○日：評価 → 抜去
↓ 抜去不可
○月○日：評価 → 抜去
↓ 抜去不可

いつも評価・対応できるように、フローシートを活用してラウンドやケア時に評価する

尿道留置カテーテルはできるだけ留置しない、必要な場合もできるだけ短期間にとどめるとされています。尿道留置カテーテルが留置されると、細菌尿のリスクが1日ごとに3〜10％増加し、30日後には100％に近づくとされ、それとともにCAUTIの発生率が増加します。したがって、尿道留置カテーテルは表1の①〜⑥のような適応のある患者にのみ、できる限り短い期間で使用することが大切です。

カテーテルを挿入する際に、適応かどうかを考えて挿入することができるように、研修等で教育する機会をつくることが、カテーテル挿入を減少させる取り組みの1つになります。

2）抜去のためのフローシートを活用する

臨床現場では、カテーテルが留置されていることを担当の医療従事者が気にとめていないこともあります。看護師が目先の業務にとらわれ、カテーテルを早期に抜去することに関心を示すことがないこと、抜去基準についての知識が不足し積極的に判断できないことなどが、カテーテルの不要な長期留置の要因になっています。

尿道留置カテーテルを挿入している患者について、挿入の必要があるのかを評価しなければなりません。図1のようなフローシートを用い、カンファレンスなどを活用して定期的に評価する流れを日常業務に組み込むことで、抜去について習慣的判断・実施することができます。

*

尿道留置カテーテルの長期挿入はCAUTIを引き起こすだけでなく、患者の排尿の自立遅延にもつながります。

感染のリスクを低減させ、また患者のQOLを向上させるために、あるいは医療者側の利便性だけでカテーテルを使用することを避けるために、日常業務で工夫しましょう。

〈引用文献〉
1. 満田年宏訳著：カテーテル関連尿路感染予防のためのCDCガイドライン2009. ヴァンメディカル, 東京, 2010：19.
2. 日本泌尿器科学会泌尿器科領域における感染制御ガイドライン作成委員会：泌尿器科領域における感染制御ガイドライン. 日泌尿会誌 2009；100(4)：1-27.
http://www.urol.or.jp/iryo/guideline/pdf/200905.pdf
(2012.3.20アクセス)
3. 三浦 猛：尿路カテーテル留置の適応―代替法の選択も含めて. 感染対策ICTジャーナル 2010；5(3)：278-281.

Part 2 ● 感染管理

9 血液培養は2セットが原則
でも、なかなか採取していない現状…どうする?

赤峰みすず

> **エビデンスのあるケア**
> ● 採血量が多いほど菌の検出率が高くなる[2,3]ため、「2セットを」「2か所の異なる静脈で」とることが望ましい

> **現場のやり方**
> ❶「2セットを」「別の静脈から」「穿刺手技で」採血することが原則であることを確認する
> ❷ 血液培養の汚染率などを示す院内研修を実施する
> ❸ 手技を示すマニュアルを作成・活用する

　血液中に流れている病原体を検出するための検査法として、血液培養以上に重要な検査はありません。発熱患者の血液培養では、わずか5〜15%が陽性になるに過ぎないといわれていますが[1]、血流内での病原体の検出は救命治療に結びつくような重要な情報を提供します。

　血液培養の採血のタイミングは、**表1**に示すように、発熱、悪寒戦慄が認められたときだけではありません。要するに、"菌血症の可能性がある臨床状況"では採取するものなのです。

　血液培養では、少なくとも2セットを、2つの異なる静脈を穿刺して採血することが望まれます。なお、採血する場合は、動脈血・静脈血を限定する必要はありません。血液培養の感度は、動・静脈の違いよりも、むしろ血液量に依存すると考えられています[2,3]。つまり、**採血量が多いほど菌の検出率は高くなる**ということです。

1）原則「2セットを」「別の静脈から」「穿刺手技で」採血することを再確認する

　しかし、2セット以上の採血はできていないことが多いのが現状です。その理由を聞くと、「2本目まで時間を置くのはめんどうで忘れる」「患者の痛い思いは少なくしたい」「週末だから検査してもらえない」（と勘違いしている）など、さまざまです。

　また、**血管内カテーテルが留置されている患者では、できるだけカテーテルからの採血はすべきではありません**。汚染率が高くなるからです。もし、1本目が血管内カテーテルから採血されたならば、2本目の培養は、必ず末梢静脈から採血します。

2）院内研修・マニュアルを活用

　血液培養の実施を浸透させていくために、**血液培養の実施回数や汚染率などを紹介する院内研修**を活用することはとても有効です。

　また、検査部との協働により、看護師向けに**採血方法と清潔操作の手順などのマニュアル**を作成して活用したところ、約5〜7倍の件数増加を認めたという報告もあります[4]。

〈引用文献〉
1. 松本哲哉, 満田年宏訳：CUMITECH血液培養検査ガイドライン, 第1版. 医歯薬出版, 東京, 2009.
2. 青木眞：レジデントのための感染症診療マニュアル, 第2版. 医学書院, 東京, 2008.
3. Vaisanen IT, et al. Comparison of arterial and venous blood samples for the diagnosis of bacteremia in critically ill patients. Crit Care Med 1985；13：664-667.
4. 藤原菜穂子, 酒井美奈子, 他：多職種と協働して血液培養を浸透させる〜リンクナースのリーダーシップの発揮〜. 日本環境感染学会学会誌 2012；27：159.

〈参考文献〉
1. 菅原真澄, 浜島智央, 他：当院における血液培養2セット採血推奨効果の検討. 日本環境感染学会学会誌 2012；27：100.

表1　血液培養のための採血のタイミング

1	原因不明の意識障害
2	循環障害(血圧低下)
3	代謝性アシドーシス
4	低体温
5	白血球の異常高値と低値
6	麻痺などの脳血管障害の出現

血液培養のための採血のポイント **2セット**を**2か所**の静脈から

（文献2より引用、一部改変）

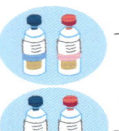

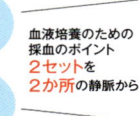

Part 2 ● 感染管理

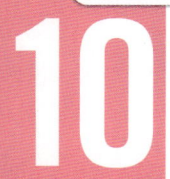

10 禁煙が術後の手術部位感染を防ぐ
では、入院にあたってどのようにかかわる?

四宮 聡、飯島正平

> **エビデンスのあるケア**
> - ニコチンにより、創の一次治癒が遅れる[1]
> - 禁煙により術後合併症の発生率が抑えられる[2]

> **現場のやり方**
> ❶ できるだけ早期に禁煙について説明できるよう、外来や入院時の体制を整える

1)喫煙の、SSIなど合併症への影響が明らかにされている

　喫煙は、SSI(手術部位感染)の独立した危険因子として認識されています。**ニコチンの使用により、創の一次治癒が遅れ、SSIのリスクが増加する**ことがガイドラインにも記載されています[1]。

　また、SSIの発生と喫煙の関係について調査した研究では、喫煙患者108例を対象に術後合併症の発症率を観察し、手術の6〜8週間前に禁煙治療を行って、**禁煙できた人ではSSIの発生率が5%で、喫煙者の31%に比べて有意に低かった**ことが報告されています(パー・プロトコール解析[*1]での喫煙状況によるSSI発生率の比較では図1を参照)[2]。興味深いことに、この研究では、喫煙本数を減らしただけ(節煙)では、術後合併症のリスクは低下しないこと(節煙群は46%の発生率)も示されています。

　この研究をはじめ、多くの研究で禁煙の重要性が示されていることから、手術が決定した時点で十分な説明を行ったうえで、禁煙を開始できるようにかかわる必要があります。

　喫煙によるコラーゲン産生低下、免疫能低下や血管収縮による末梢循環の低下および組織中の酸素化低下は、可逆性の変化であるため、ガイドラインの勧告[1]には、**少なくとも予定手術日の30日前から禁煙するように教**

図1　喫煙状況の違いによるSSI発生率の比較

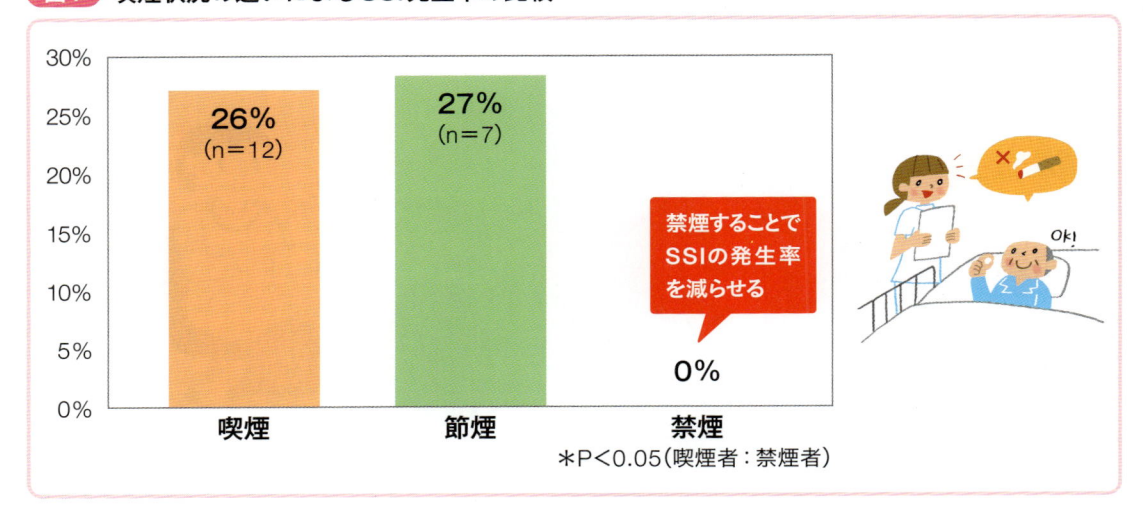

喫煙　26%(n=12)
節煙　27%(n=7)
禁煙　0%

禁煙することでSSIの発生率を減らせる

*P<0.05(喫煙者：禁煙者)

*1【パー・プロトコール解析】=プロトコールどおりに試験が実施できた患者の結果のみを解析する方法。

育することが推奨されています。

2）周手術期の合併症対策として、外来や入院時などに指導

禁煙の必要性は、SSIの危険因子に限らず、広く認識されています。しかしながら、日本人の5人に1人は喫煙をしているという報告[3]もあり、喫煙率が高いのが現状です。

禁煙への対策は、特別な器材は必要ありませんが、外来部門でのかかわりが重要となります。しかし、術前入院期間の短縮や手術までに医療者が関与できる日程的余裕が少ないため、十分な対策が講じられない場合があると思われます。

したがって、外来受診時や入院時など、可能な限り早期に禁煙について説明する機会を設けることができる体制づくりが必要で、また、周術期に必要な合併症対策として患者にも協力を求めていくべきでしょう。

〈引用文献〉
1. Mangram AJ, et al. Guideline for prevention of surgical site infection. *Infect Control Hosp Epidemiol* 1999；20(4)：254-266.
2. Moller AM, et al. Effect of preoperative smoking intervention on postoperative complications a randomised clinical trial. *Lancet* 2002；359(9301)：114-117.
3. JT：2012年「全国たばこ喫煙者率調査」
 http://www.jti.co.jp/investors/press_releases/2011/1125_01/index.html（2013.8.8アクセス）

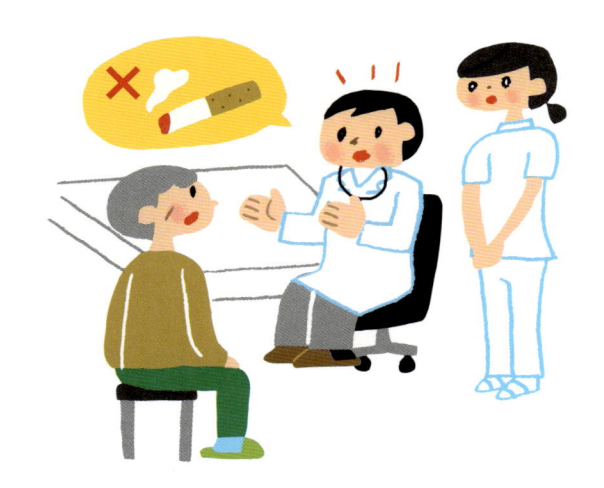

Part 2 ● 感染管理

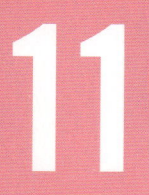

11 SSI対策のケアバンドル遵守が効果的
では、どのように進める?

四宮 聡、飯島正平

エビデンスのあるケア	現場のやり方
● 4つのケアを"まとめて"行うことで、SSIを効果的に予防できると考えられる	❶ 多くの部署と足並みをそろえ、連携して実現する ❷ 1つひとつの対策内容について、継続的にサーベイランスを行う

1) SSIにおけるケアバンドル

一定の効果があることが検証されている対策を"まとめて"実施する方法が注目されており、「ケアバンドル」と呼ばれています（bundle＝束ねるの意）。

ケアバンドルは、ガイドラインで紹介されている多くの推奨事項についてすべてを遵守できる状況は少ないことから、そのなかでも**特に影響が大きく遵守すべき対策を包括的に取り組むことで大きな成果を得ようという考え方**に立っています。

ケアバンドルには、SSI（手術部位感染）以外にもさまざまなものがあり、「尿路カテーテル関連尿路感染」や「人工呼吸器関連肺炎」、あるいは「カテーテル関連血流感染」などのケアバンドルもあります。また、団体や国によってその内容も異なっています。

SSI対策としては、IHI（Institute for Healthcare Improvement：米国医療の質改善協会）から、「500万人の命を救おうキャンペーン」の一環で行われているものが代表的です[1]。このキャンペーンでは、**表1**の4つを"まとめて"実施することで、SSI発生率の低減をめざしています。そのほか、オランダでは、手術ルームの開閉を最小限にすることもSSIバンドルの項目として組み込まれています。

2) 多くの部署と連携して実現する

SSIには多くの要因が関与しているため、その防止には**特定の対策を遵守するだけでは感染率の低下に結びつけにくい**と考えられます。

したがって、SSIバンドルは非常に有用なものですが、実際には多くの部署を巻き込んで協力・連携することが求められるため、すぐに開始することは困難でしょう。組織横断的なチームを中心に計画的に進める必要があります。

3) 1つひとつの対策内容に対し、継続的にサーベイランスを行う

実際にケアバンドルが遵守されているか、あるいはバンドルに対する評価は、モニタリングしなければ把握・分析することができません。

これらの遵守状況は、SSIサーベイランス（対象をモニタリングし、現場へフィードバックして改善につなげる継続的な質改善活動。詳細は次項に解説）などを行い、対策内容をサーベイランス項目に組み込むことが、実際的で評価も行いやすいでしょう。

表1　SSIバンドル（IHI・米国医療の質改善協会による）

1	抗菌薬の適切な使用
2	適切な除毛
3	術後高血糖抑制の維持
4	適切な体温管理

1〜4の"すべて"の対策を遵守することが求められる

（文献1より引用）

〈引用文献〉
1. IHI. Prevent Surgical Site Infection
   http://www.ihi.org/IHI/Programs/Campaign/SSI.htm

Part 2 ● 感染管理

12 感染対策における サーベイランスは有効
では、どのように実施する？

四宮 聡、飯島正平

エビデンスのあるケア
- サーベイランスの実施が感染率の低下につながる[1]

現場のやり方
① "病院全体の活動"と位置づけて、継続的に行う

サーベイランスとは、対象とする結果（SSI［手術部位感染］やVAP［人工呼吸器関連肺炎］*1など）をモニタリングし、結果を改善しうる者（現場）へフィードバックして、改善につなげる継続的な質改善活動です。**エビデンス サーベイランスを行うことが感染率の低下につながる**ことが報告[1]されており、現在では多くの施設で医療関連感染サーベイランスが展開されています。厚生労働省の報告や医療施設の外部評価機構でもサーベイランス活動について記載されていることから、その取り組みについての重要性が理解できるでしょう[2]。

ここで注意しておきたいことが2つあります。1つ目は、サーベイランスは単なるデータ収集とは違うということです。サーベイランスでは、常に対象となった患者（SSIであれば手術）を前向き（プロスペクティブ）に観察していくことが原則です。**術後の経過とともにサーベイランスとして観察が行われていることが必要です。**

回顧的（レトロスペクティブ）にデータを集めたとしても、その結果を集計して分析するころには必要な対策を講じることができませんし、感染が短期間に多発している場合も察知して早期に対応することができません。

2つ目は、継続することでその効果が最大限に発揮されるという点です。短期間のみのサーベイランスでは、得られたデータの評価や適切な分析を行うことが困難です。新しい対策を導入したときや業務改善を行った場合には、その前後の感染率を観察し、評価を行うことが多いでしょう。しかし、**短期間に限定した実施では、これらの場合に的確な分析を行うことが難しくなります。**

1）実施に計画性・継続性をもたせるためには施設全体での取り組みが必須

サーベイランスの実施には、多くの部署とマンパワーを要します。また、一定の訓練を受けた者でなければ、サーベイランスの手法で収集・分析・フィードバックまでのプロセスを完結させることは困難かもしれません。施設内に感染管理認定看護師などが在籍している場合には、相談をして計画するとよいでしょう。

そして、この活動を行う際に最も重要なこととして、**"病院全体の活動である"という位置づけで開始する**ことが挙げられます。有志のみで膨大な仕事量を処理することは、当面の活動としては可能ですが、継続できる体制になりません。施設として必要な取り組みにすることが不可欠です。

＊

サーベイランスには多くの労力を要しますが、感染率の確認や、ケアバンドル（前項）などのプロセスに焦点を当てた遵守状況の把握も可能であり、正式な活動として位置づけることが必要です。

*1【VAP】＝ventilator-associated pneumonia、人工呼吸器関連肺炎。

外部評価のタイミング（医療監査や医療機能評価の受審）も考慮して病院の取り組みとして開始し、必ずフィードバックと改善を繰り返すことで、その効果を認識してもらえると思います。

〈引用文献〉
1. Robert WH, et al. Update from the SENIC project: Hospital infection control: Recent progress and opportunities under prospective payment. *Am J Infect Control* 1985 ; 13(3) : 97-108.
2. 大久保憲：国、自治体を含めた院内感染対策全体の制度設計に関する緊急特別研究・医療施設における院内感染（病院感染）の防止について. 平成15年度 厚生労働省科学研究.

COLUMN

■ サーベイランスの種類・方法・評価法

種類・対象
- 「包括的サーベイランス」(hospitalwide/comprehensive)：病院全体あるいは全感染症
- 「対象限定サーベイランス」(targeted/focused/priority-directed/site specific surveillance)：手術部位感染、カテーテル関連血流感染、カテーテル関連尿路感染、人工呼吸器関連肺炎等、対象疾患や限定された場所など

データ収集法
- 検査室資料のみに基づく病院調査(laboratory based ward surveillance)
- 病棟ラウンド調査(ward liaison surveillance)：最も有効とされる
- 検査室資料に基づく病棟ラウンド調査(laboratory based ward liaison surveillance)

目的達成への評価
- 比較可能なリスク調整された病院感染データを分析・報告することができたか
- サーベイランスデータによって、どの実践に変化が起こったか
- 感染率の動向の認識、抗生物質に対する耐性、院内の病原体について明らかにすることができたか
- 病院感染問題のタイムリーな認識と適切な感染制御の方策による介入ができたか
- 病院管理者または、方針を決定する人々にも影響を及ぼすよう、利用することができたか

（小林寛伊編：最新病院感染対策Q&A, 第2版. 照林社, 東京, 2006 : 23-25を参考に作成）

■ 対象限定サーベイランスの特徴

方法	・検査室データのみに基づく病棟調査 ・検査室データのみに基づく電話での調査 ・病棟ラウンド調査 ・検査室データに基づく病棟ラウンド調査：最も一般的であり、効果的で評価しやすいとされる ・リスク・ファクターによる調査 ・体温表調査 ・処置表調査 ・体温表および処置表による調査
長所・短所	〈長　所〉 感染のリスクが高い領域を選び、妥当な分母を決めることができ、サーベイランスの効率を高めることができる 〈短　所〉 場所を限定した場合、調査していない病棟患者の感染のクラスタなどを見逃す可能性がある

（小林寛伊編：最新病院感染対策Q&A, 第2版. 照林社, 東京, 2006 : 23-25を参考に作成）

Part 3

緩和ケア
がん化学療法
がん疼痛管理

編集：坂元敦子

Part 3 ● 緩和ケア・がん化学療法・がん疼痛管理

1 体表にある悪性腫瘍の悪臭に対しては、メトロニダゾールを使用する

鈴木理恵

> **Point** メトロニダゾール（MTZ）軟膏の有効性が示されてきている

　終末期のがん患者のなかには、がんが転移・浸潤することで皮膚表面に露出し、それが自壊・壊死したがん性皮膚潰瘍に苦しむ人も少なくありません。

　以下は、がん性皮膚潰瘍の特徴です。
①進行性であり難治性であるため、治癒に至らず悪化することが多い
②悪臭、滲出液、出血などの症状を呈する
③精神的・社会的苦痛をもたらす

　このなかで、特に悪臭のマネジメントは、難渋することが多いものです。施設により、抗菌薬・クリンダマイシンの全身投与や消臭剤・脱臭器の設置などの方法が試みられていますが、悪臭が改善したとは言い難いことも事実でしょう。

　このように施設ごとに独自の悪臭対策があるのは、がん性皮膚潰瘍に適応がある医療用医薬品が日本には存在しないこと、エビデンスの構築が今もなお継続中であること、また、悪臭の主な原因が嫌気性細菌によるものであるからだといわれています。さらに、同定される細菌によって有効な薬品が異なることなども理由と考えられます。

1）国内外でMTZ軟膏の使用が推奨される

　米国臨床腫瘍学会（ASCO[*1]）の公式カリキュラムでは、がん性皮膚潰瘍による悪臭に対してメトロニダゾール（MTZ）軟膏が推奨され[1]、国内外の文献[2-8]でも**MTZ軟膏の有効性と安全性が報告されています**。そのため、現在多くの施設でMTZ軟膏が使用されています。

　筆者が所属する施設でも、院内製剤としてMTZ軟膏が調製され、使用されています。例えば、頭頸部がん患者のがん性皮膚潰瘍に対してMTZ軟膏を使用し、悪臭の軽減につなげられた事例があります。このケースでは、MTZ軟膏をガーゼに厚めに塗布し、がん性皮膚潰瘍を覆うという簡便な方法を採用しました（図1）。

　この方法では看護師によるガーゼ交換も可能ですが（患部が易出血性である場合を除く）、悪臭軽減の経過を医師と共有することが重要であると考え、1日1回は、必ず医師が処置を行います。

　なお、がん性皮膚潰瘍はさまざまな苦痛を患者にもたらしていることも報告されています（表1）[9-12]。看護師は、適切なケアを提供し悪臭マネジメントを行うだけでなく、悪臭によってもたらされる患者の体験に耳を傾け、患者のQOLを向上できるようにかかわることが重要です。

〈参考文献〉
1. 向山雄人, 内富庸介, 有吉寛：ASCO Curriculumがん症状緩和の実際 No9. 皮膚障害. ヘスコインターナショナル 2003：14-15.
2. 渡辺一宏, 信濃裕美, 寺島朝子, 他：進行性乳癌の癌性皮膚潰瘍に対する新規メトロニダゾールゲルの有用性評価. 乳癌の臨床 2008；23(2)：105-109.
3. 仲田佳代, 明賀宣佳：外陰部癌における消臭効果について. STOMA Wound & Continence 2005；12(1)：20-22.
4. 松田絹代, 田嶋美幸, 佐瀬一洋, 他：乳がんの皮膚浸潤に対する異臭菌同定と院内製剤の使用経験. 日本病院薬剤師会雑誌 2010；46(4)：509-512.
5. 芦杢和幸, 柴崎竹司, 上原一生, 他：がん性悪臭に対するメトロ

[*1]【ASCO】=American Society of Clinical Oncology、米国臨床腫瘍学会。

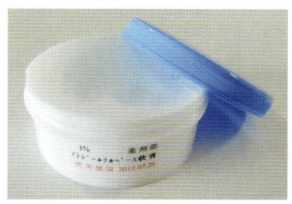

図1 MTZ軟膏の塗布方法

MTZ軟膏
（院内調製）

使用方法
- 木べらを用いてガーゼにMTZ軟膏を厚め（1cm程度）に塗る
- がん性皮膚潰瘍を覆うようにガーゼを置く（ガーゼは患部に合わせて大きさを決める。枚数は4〜5枚、滲出液の量に応じて増減する）
- テープで止める

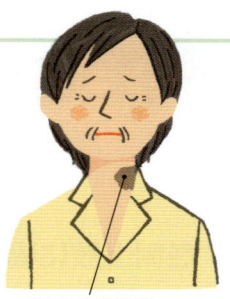

がん性皮膚潰瘍

出血を伴う場合の処置の例
- がん性皮膚潰瘍にガーゼが付着しないように、以下のような対応をとる
  - 例1：ガーゼに軟膏を厚めに塗布する
  - 例2：トレックス-C（非固着性創傷被覆保護材）を使用する。この場合は、がん性皮膚潰瘍創にトレックス-Cを直接置いて軟膏を塗布したガーゼを置き、テープで止める
  - 例3：トレックス-Cとインテグラン綿状（コラーゲン使用吸収性局所止血材）を使用する

表1 がん性皮膚潰瘍における患者の苦痛（例）

> これらの患者の体験を聴き取り、QOL向上に留意する

がん性皮膚潰瘍そのものに関連すること	● がんという根本的な病気とそのプロセスを思い出させる ● 死が近づいているように見え、希望がもてない
においに関連すること	● 他人のそばに近づけない ▶ 異性に不快感を与え、女性（男性）らしさの魅力もないと感じる ▶ ボディイメージへの影響ー外見に自信をなくす ▶ においを隠すために香水や消臭剤を使用する ▶ 嘔気を催し食欲が低下する
においと滲出液に関連すること	● 漏れないように常にネックジャケットを付ける

ニダゾール軟膏の有用性. 日本病院薬剤師会雑誌 2009；45(7)：945-947
6. 西村暢子, 石井亘, 上田和正, 他：院内製剤0.8％メトロニダゾール軟膏が乳がん患者の悪臭を伴うがん性皮膚潰瘍に奏功した1例. 京都第二赤十字病院医学雑誌 2009；30：41-44.
7. Kalinski C, Schneph M, Laboy D, et al. Effectiveness of Topical Formulation Containing Metronidazole for Wound Odor and Exudate Control. Wounds 2005；17(4)：84-90.
8. Finlay IG, Bonszyc J, Ramlau C, et al. The effect of topical 0.75% metronidazole gel on malodorous cutaneous ulcers. J Pain Symptom Manage 1996；11(3)：158-162.
9. Lo SF, Hu WY, Hayter M, et al. Experiences of living with a malignant fungating wound：a qualitative study. J Clin Nurs 2008；17：2699-2708.
10. Lund-Nielsen B, Muller K, Adamsen L. Qualitative and Quantitative evaluation of a new regimen for malignant wounds in women with advanced breast cancer. J Wound Care 2005；14(2)：69-73.
11. Lund-Niesen B, Muller K, Adamsen L. Malignant wounds in women with breast cancer：feminine and sexual perspective. J Clin Nurs 2005；14：56-64.
12. Piggin C, Jones V. Malignant fungating wounds：an analysis of the lived experience：Int J Palliat Nurs 2007；13(8)：384-391.

Part 3 ● 緩和ケア・がん化学療法・がん疼痛管理

2 リンパ節郭清を受けた患側上肢では採血や点滴を避けたほうがいい

田中清美、高木陽子

> **Point** "患側上肢に傷をつけてはいけない"理由を知っておく

　乳がんの手術後によく「患側上肢では採血や点滴をしないようにしてください」と指導されていると思いますが、その根拠が明確に書かれている資料を目にすることはなかなかないと思います。

　じつは、その根拠はリンパ管の構造が関係しているのです。

1）人体におけるリンパ管・リンパ節の役割

　人間の身体の約60％は水分で構成され、その水分は「細胞内液」と「細胞外液」に分けられ、細胞外液はさらに「血液」「組織間液」「リンパ液」の3つに分けられます。

　血管には動脈と静脈があり、毛細血管でつながっています。この毛細血管の壁を通して酸素や栄養分を組織に送り、同時に、二酸化炭素や老廃物を受け取るしくみになっています。動脈側から送り出される組織間液は1日20Lといわれていますが、静脈側の毛細血管から再吸収されるのは16〜18Lで、残りの2〜4Lが毛細リンパ管に吸収されリンパ液となります。その主な成分はタンパク質と水分です（図1）[1]。

　毛細リンパ管は、皮下や組織間隙で重なり合う薄い膜状の内皮細胞から構成されています。内皮細胞の隙間から吸収されたリンパ液は表層から深部にある、いわゆるリンパ管（集合リンパ管）に輸送されます。リンパ管は、静脈に似た構造で逆流防止弁があるため、リンパ液は末梢から中枢へ一方向に流れてい

図1　リンパ管のしくみ

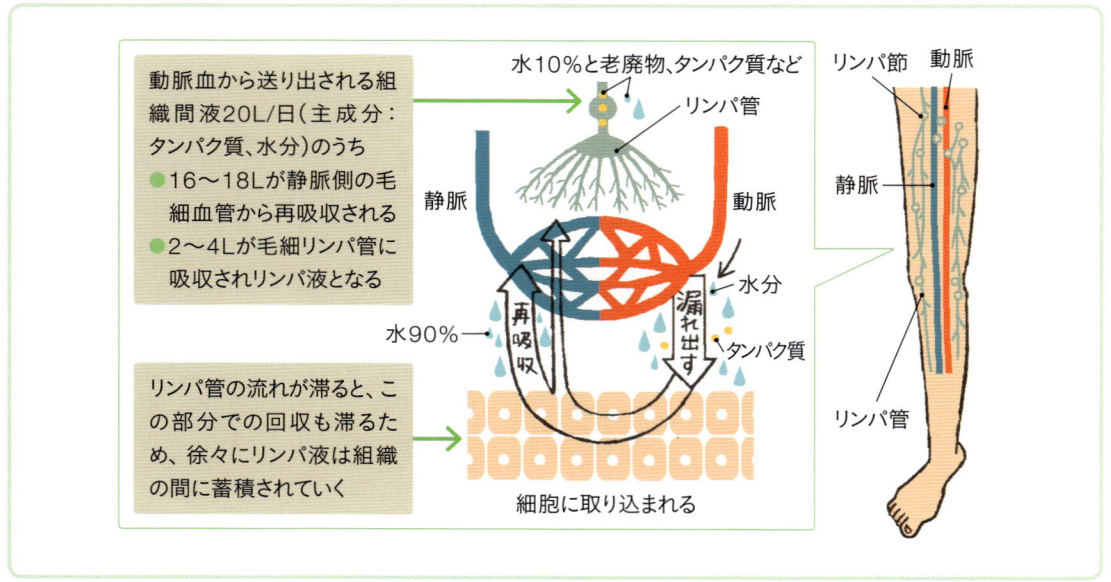

（文献1を参考にイラスト作成）

ます。
　リンパ節はリンパ管の要所に点在し、細菌やウイルスを処理するリンパ球を産生しています。また、リンパ節は、感染が身体の中に広まらないようにリンパ液の中に含まれる細菌や異物を濾過するフィルターのはたらきを担い、身体を守っています。

2）乳がん治療（腋窩リンパ郭清）の影響

　乳がんの手術で腋窩リンパ節を郭清すると、リンパ管の流れが遮断され、逆流防止弁が機能しなくなり、リンパ液が毛細リンパ管に向かって逆流します。そのため、皮下組織にリンパ液の成分が停滞する場合があります（**図2**）。
　また、リンパ節の処理能力自体も低下します。

3）手技の与える影響

　この状態で、患側上肢に採血や点滴で針を刺すことは、針で傷をつけることになります。小さな創傷であっても細菌が侵入すれば、場合によっては感染を引き起こすきっかけになります。
　つまり、[エビデンス]**腋窩リンパ節郭清を受けた患者への採血・点滴は、細菌の侵入経路をつくることになる**ため、可能な限り避けることが望ましいのです。

〈引用文献〉
1. 廣田彰男監修：リンパ浮腫って何？. メドー産業, 東京, 2008：4-5.

〈参考文献〉
1. 加藤逸男監修, 佐藤佳代子著：リンパ浮腫治療のセルフケア. 文光堂, 東京, 2007.
2. 加藤逸男監修, 小川佳宏, 佐藤佳代子著：浮腫疾患に対する圧迫療法. 文光堂, 東京, 2008.

図2　リンパ浮腫とは

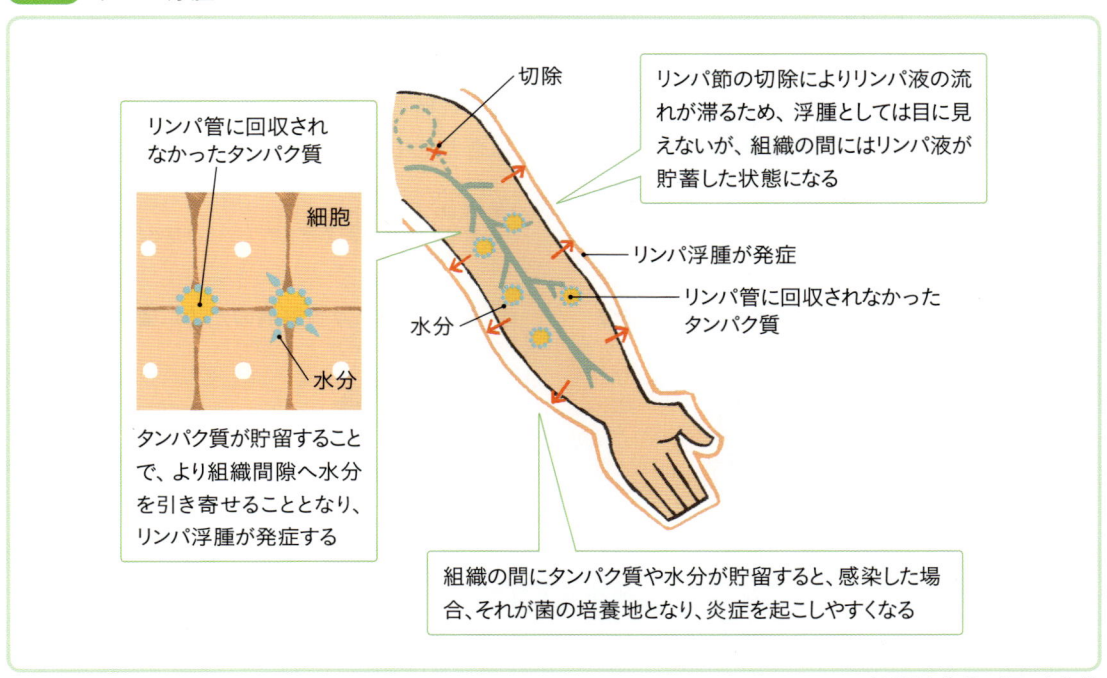

- リンパ管に回収されなかったタンパク質
- 細胞
- 水分
- タンパク質が貯留することで、より組織間隙へ水分を引き寄せることとなり、リンパ浮腫が発症する

- 切除
- リンパ節の切除によりリンパ液の流れが滞るため、浮腫としては目に見えないが、組織の間にはリンパ液が貯蓄した状態になる
- 水分
- リンパ浮腫が発症
- リンパ管に回収されなかったタンパク質
- 組織の間にタンパク質や水分が貯留すると、感染した場合、それが菌の培養地となり、炎症を起こしやすくなる

（文献1を参考にイラスト作成）

Part 3 ● 緩和ケア・がん化学療法・がん疼痛管理

3 上肢・下肢の浮腫（リンパ浮腫）で極端な"四肢挙上"にしない

田中清美、高木陽子

> **Point** やみくもに"挙上"ではなく、浮腫の原因を考えて対処する

1）リンパ液の貯留は重力の影響を受けやすいため、むしろ浮腫が増強する場合がある

　四肢の浮腫がみられる患者に対して、むくんでいる四肢を"挙上する"体位をとることがよくあると思います。実際には、どれほどの角度が適しているのでしょうか？

　疾患や手術、放射線治療などで、リンパ管の輸送機能障害が生じることがあります。血管系が心臓から血液を駆出するのとは違い、リンパ管系には心臓のような直接のポンプはありません。そのため、自らのリンパ管壁を収縮させ、リンパ液を流す「自動運動機能」をもっています。成人の脈拍が60～80回/分であるのに対し、リンパ管壁の収縮は10回/分程度とたいへんゆるやかです。

　毛細リンパ管に取り込まれたリンパ液は、深部のリンパ管（集合リンパ管）へと流れていきますが、毛細リンパ管には逆流防止弁がありません。そのため、上記の理由などでリンパ管の輸送機能障害が生じた場合、深部のリンパ管で運ばれていたリンパ液が、毛細リンパ管へと逆流して皮下組織に停滞し、徐々に浮腫が生じることがあります。

　このようなときに、むくんでいる部位を極端に挙上したり、股関節や膝関節、腋窩や肘関節などを屈曲させすぎたりするような体位をとると（図1）、屈曲した部位にリンパ液が移動し、その部分の浮腫がより強く出てしまうことになります。

2）心臓に向かってなだらかな傾斜を

　では、どのような体位が望ましいのでしょうか？

　停滞したリンパ液は重力の影響を受けやすいため、なだらかな傾斜をつけ、心臓に向かって流れるような体位とするのが理想です（図2）。

　ただし、全身状態によってはこのような体位が苦痛となることもあるので、患者の状態に合わせて体位を整えます。

〈参考文献〉
1. 廣田彰男, 重松宏, 佐藤泰彦：リンパ浮腫がわかる本. 法研, 東京, 2006.

図1　リンパ浮腫解消には望ましくない体位

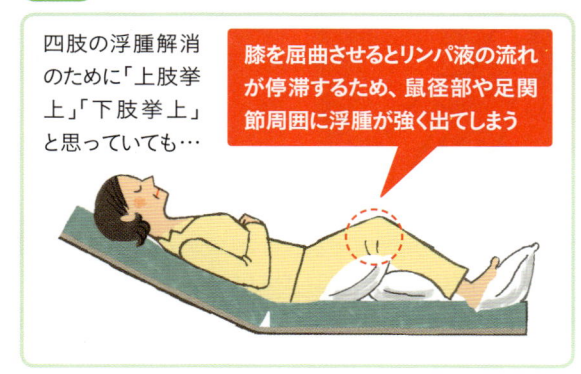

四肢の浮腫解消のために「上肢挙上」「下肢挙上」と思っていても…

膝を屈曲させるとリンパ液の流れが停滞するため、鼠径部や足関節周囲に浮腫が強く出てしまう

図2　リンパ浮腫解消のために望ましい体位

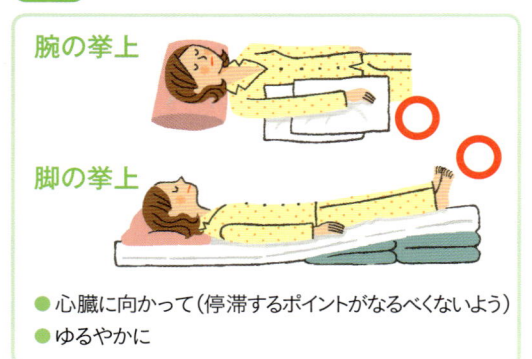

腕の挙上

脚の挙上

● 心臓に向かって（停滞するポイントがなるべくないよう）
● ゆるやかに

Part 3 ● 緩和ケア・がん化学療法・がん疼痛管理

4 化学療法施行時のルート管理：ダカルバジン投与時は投与経路をすべて遮光する

新田理恵

> **Point** 抗がん剤・ダカルバジンの血管痛を防ぐためには遮光が必須

　ダカルバジンは、投与時に血管痛を引き起こす薬剤として知られています。

　血管痛は、がん化学療法を受ける患者にとって苦痛症状の1つです。血管痛を最小限にとどめる対策をとることは、患者の苦痛症状を取り除くうえで重要です。

1）ダカルバジンの特徴

　ダカルバジンは、アルキル化作用により抗腫瘍効果を発揮する抗がん剤（がん化学療法薬）であり、適応疾患は悪性黒色腫とホジキン病（ホジキンリンパ腫）[1]です。

　ダカルバジンの代表的な副作用は血管痛で、ダカルバジンの承認時および使用成績調査において、血管痛が940例中77件（8.2％）に発現していたという報告があります[2]。

2）投与経路を遮光する理由

　ダカルバジンが血管痛を引き起こす原因として、ダカルバジンは光に不安定であることが挙げられます。==光によってダカルバジンの光分解が始まり、その光分解物に発痛物質5-diazoimidazole-4-carboxamide（Diazo-IC）が含まれるため、血管痛を引き起こすことが示唆されています==[3]。

　ダカルバジンの点滴経路全般を遮光することでダカルバジン投与時の血管痛が軽減されたという報告が出てからは、経路をすべて遮光して投与されるようになりました。現在では、ダカルバジンの光分解を最小限にとどめ、血管痛を軽減させるには、投与経路を遮光することが有効と考えられています。

　なお、ダカルバジンのインタビューフォームには以下の記載があります[2]。
- 本剤の血管痛を防止する目的で点滴静注する場合には、点滴経路全般を遮光して投与すること
- ダカルバジンは光に不安定で、その光分解物が血管痛等の副作用を惹起することが指摘されているため、点滴静注の際には投与ルート全般を遮光する

3）遮光することで注意したいこと

　遮光の実際を**図1**に示します。

　ダカルバジンの投与は末梢の静脈から行う場合が多く、上記の理由で投与経路を遮光しますが、このとき血管外漏出の徴候である注射部位周囲の発赤・腫脹や滴下変動などの観察が行いにくくなります。

　また、点滴ボトルが遮光袋に入っていることで、薬液量（投与量と残量）の把握もしにくい状況になるので注意します。

　ダカルバジンが血管外に漏出すると、注射部位に発赤・腫脹が起こり、硬結・壊死にまで進行する可能性があるため、投与経路を遮光している状況においても、血管外漏出の徴候を観察することが重要です。

図1　ダカルバジン投与時の遮光の実際

- 投与経路（点滴ルート）も、あらかじめすべてアルミホイルなどで遮光する
- 患者が窓側にいる場合は、カーテンを閉めて、光を遮断する必要もある

① 遮光した点滴ボトルと点滴ルート

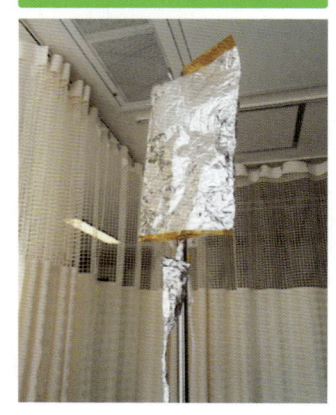

② ダカルバジン投与の様子

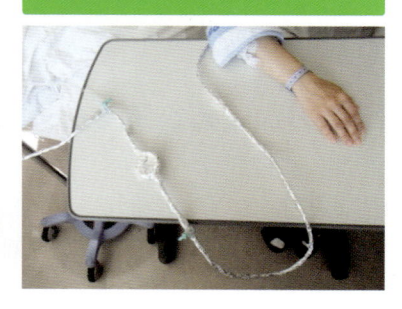

〈引用文献〉
1. ダカルバジン注用100添付文書, 第8版. 協和発酵キリン株式会社（2009年2月改訂）.
2. ダカルバジン注用100医薬品インタビューフォーム, 第8版. 協和発酵キリン株式会社（2010年4月改訂）.
3. 河原昌美, 他：Dacarbazineの光分解によって生成する発痛物質の探索. 臨床薬理 2011；32(1)：15-22.

〈参考文献〉
1. 小井土啓一, 他：ダカルバジン投与時の血管痛. 治療学 2005；39(12)：105-107.
2. 国立がん研究センター内科レジデント編：がん診療レジデントマニュアル, 第5版. 医学書院, 東京, 2010.

Part 3 ● 緩和ケア・がん化学療法・がん疼痛管理

5 悪心・嘔吐のリスクが高い抗がん剤に対しては、あらかじめ制吐薬を併用する

野田耕介

> **Point** 悪心・嘔吐の発生機序にかなった薬剤を使用し、苦痛を軽減させる

がん化学療法を受ける患者のうち50％以上に急性、あるいは遅発性の悪心・嘔吐が発生することが報告されています[1]。患者にとって、がん化学療法による悪心・嘔吐（chemotherapy-induced nausea and vomiting：CINV）は非常に苦痛な症状であり、患者のQOLに大きな影響を与えています。一方で、CINVは多様な研究の積み重ねにより、メカニズムの解明、新規薬剤の開発などが急速に進歩し、根拠に基づいた治療・ケアが可能になってきています。

1）高度催吐性リスクの薬剤には、特定の制吐薬の使用が推奨される

日本における制吐薬使用方法は、海外のガイドライン（ASCO[*1]、MASCC[*2]、NCCN[*3]）を参考に、2010年5月に日本癌治療学会により『制吐薬適正使用ガイドライン』[2]として作成されました。

このなかで、がん化学療法薬は催吐性リスクで「高度」「中等度」「軽度」「最小度」の4つに分類され、なかでも高度催吐性リスクの薬剤（表1）を使用するときには、アプレピタント、5HT$_3$受容体拮抗薬、デキサメタゾンの使用を推奨しています。NK$_1$受容体拮抗薬であるアプレピタントは2009年12月に、第2世代5HT$_3$受容体拮抗薬のパロノセトロン塩酸塩も2010年1月に日本でも承認され、使用できるようになりました。

2）嘔吐の発生機序に応じた制吐薬の使用を

嘔吐は、脳幹部における嘔吐中枢（VC[*4]）と総称される部位が、さまざまな神経伝達路や神経伝達物質の受容体の活性化などの複雑な過程を経て刺激され、起こるとされています。嘔吐を引き起こす経路として、以下の3つがあるといわれています（図1）。

① 第4脳室周囲にある化学受容体引金帯（CTZ[*5]）を直接刺激する経路
② 薬剤により、消化管が刺激されセロトニン、サブスタンスPを分泌し、これが5HT$_3$受容体、NK$_1$受容体を介してVCを刺激する

表1　高度催吐性リスクの薬剤　（文献2より引用）

日本癌治療学会分類	海外のガイドラインによる分類	薬剤・レジメン
高度催吐性リスク	High emetic risk（催吐頻度＞90％）	● シスプラチン　● ダカルバジン ● シクロホスファミド水和物（＞1,500mg/m²） ● ドキソルビシン塩酸塩＋シクロホスファミド水和物（AC） ● エピルビシン塩酸塩＋シクロホスファミド水和物（EC）

*1【ASCO】＝American Society of Clinical Oncology、米国臨床腫瘍学会。
*2【MASCC】＝Multinational Association of Supportive Care in Cancer、国際がんサポーティブケア学会。
*3【NCCN】＝the National Comprehensive Cancer Network、全米がんセンターネットワーク。
*4【VC】＝vomiting center、嘔吐中枢。
*5【CTZ】＝chemoreceptor trigger zone、化学受容体引金帯。

経路
③以前の体験や感覚などの心理的要因により、大脳皮質からVCを刺激する経路

　悪心・嘔吐のコントロールにはこれらの経路、発生機序にかなった薬剤を効果的に使用し、これらの物質の受容体をブロックすることが重要になってきます（図1）。

　また、がん化学療法薬に関連した悪心・嘔吐は発症時期によって以下に分類されます[4]。
①急性嘔吐：24時間以内に起こる
②遅発性嘔吐：24時間以降に始まり、1〜7日持続する
③予測性嘔吐：投与前に起こる

　新規5HT$_3$受容体拮抗薬であるパロノセトロン塩酸塩の遅発性嘔吐に対する予防効果は、従来の4種類の5HT$_3$受容体拮抗薬よりすぐれていました（急性嘔吐の予防効果は同等）。なお、従来の5HT$_3$受容体拮抗薬4種類それぞれの薬効と副作用については、有意差を示すデータはありません。

3）個人差に留意し、制吐薬の評価を確実に行う

　ガイドラインに沿って薬剤を使用すれば、かなりの症状は抑えることができますが、薬効には個人差があります。患者の悪心・嘔吐による苦痛が少しでも軽減するよう、患者の訴えを聴き、制吐薬の評価を確実に行い、適切な薬剤を使用できるように医師と協力していくことが重要です。

〈引用文献〉
1. 小松浩子, 畠清彦編：がん化学療法看護テキストブック. 真興交易医書出版部, 東京, 2010.
2. 日本癌治療学会編：制吐薬適正使用ガイドライン. 金原出版, 東京, 2010.
3. Martha Polovich, 他 原著編, 佐藤禮子監訳, 日本がん看護学会翻訳ワーキンググループ 訳：がん化学療法・バイオセラピー看護実践ガイドライン. 医学書院, 東京, 2009：148.
4. 国立がん研究センター内科レジデント編：がん診療レジデントマニュアル, 第5版. 医学書院, 東京, 2010：382-383.

〈参考文献〉
1. 日本癌治療学会編：制吐薬適正使用ガイドライン. 金原出版, 東京, 2010.

図1　嘔吐の機序と制吐薬の役割

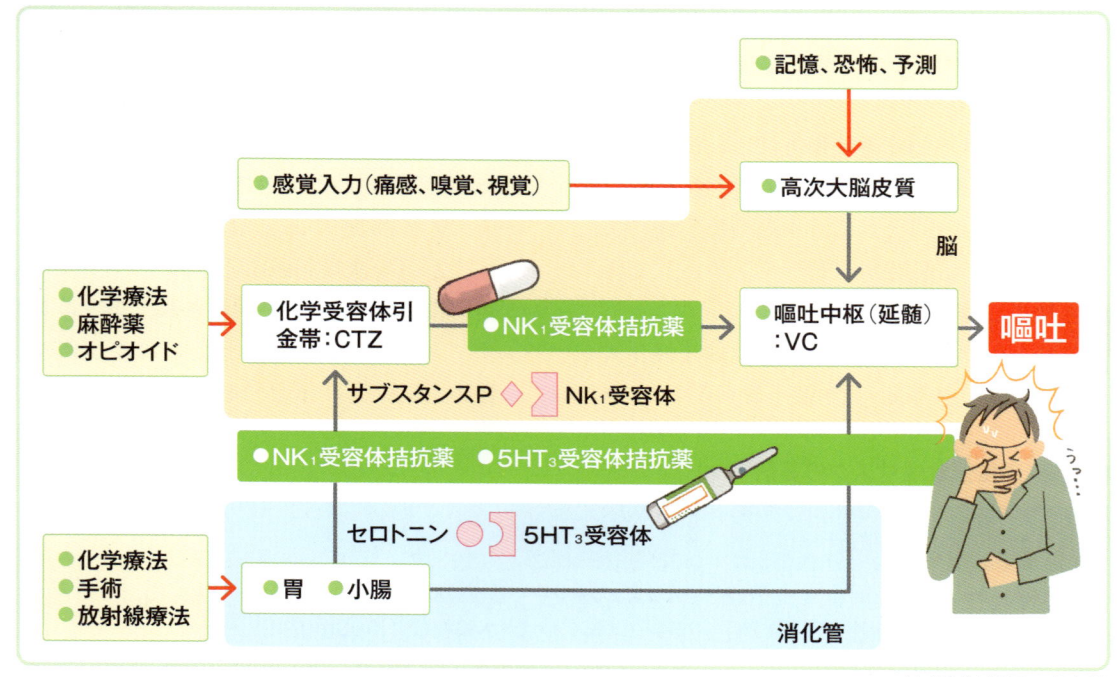

（文献3より引用、一部改変）

6 血管外漏出が疑われたとき、ステロイドの皮下・皮内注射の有用性は明確ではない

Part 3 ● 緩和ケア・がん化学療法・がん疼痛管理

坂元敦子

Point ステロイドの有用性に疑問が示される。
注射によって漏出した抗がん剤を広げるおそれも

1）血管外漏出時はステロイドの皮下・皮内注射を行ってきたが…

抗がん剤の血管外漏出に対してはいくつかの治療やケアが示され、実践されてきました。

その1つが、副腎皮質ステロイドの皮下・皮内注射です。ステロイドには炎症を抑え、疼痛を緩和する作用があるため、抗がん剤の血管外漏出による組織障害や疼痛の緩和にこの効果を期待したものです。

わが国では石原ら[1]が、漏出直後にステロイドと局所麻酔薬とを漏出部位を取り囲むようにまんべんなく何か所にも皮下注射し、その後はステロイド軟膏の塗布と冷罨法を継続するという方法を考案し、紹介しました。この方法は、現在でも多くの施設が実施している治療法の1つです。

2）ステロイドの皮下・皮内注射の効果は明確ではない

近年の抗がん剤の血管外漏出時の対策に関する国内外の研究報告では、動物実験で生理食塩液と副腎皮質ステロイドを比較しその効果を確認しようとしたものや、副腎皮質ステロイドと他の解毒剤を比較したものがあります。しかし、【エビデンス】副腎皮質ステロイドの皮下・皮内注射の効果が「認められる」という報告もあれば、「認められない」という報告もあり、有効性が明確ではないことがわかってきました[2]。また、皮下あるいは皮内へ注射するという処置方法は、その穿刺行為によって漏出した抗がん剤をさらに広げる可能性もあることが懸念されています。

これらのことから、抗がん剤の血管外漏出の処置としての副腎皮質ステロイドの皮下・皮内注射は慎重に行う必要があるといえます。

3）薬剤の組織障害性を理解して看護を実施しよう

抗がん剤の血管外漏出は、がん化学療法の副作用の1つです。どのような薬剤であっても、血管外に漏れてしまうと皮膚や皮下組織に少なからず影響を及ぼしますが、その障害の程度は薬剤の種類によって大きく異なります。抗がん剤は、組織に障害を及ぼす危険度によって次の3つに分類されます（表1）。

①少量の漏出でも壊死や難治性潰瘍を起こす可能性がある起壊死性抗がん剤：vesicant drug（ビシカント薬）
②局所の炎症を起こすが、潰瘍形成にまで至ることはほとんどない炎症性抗がん剤：irritant drug（イリタント薬）
③漏出しても炎症や壊死を生じにくい起炎症性抗がん剤：non vesicant drug（ノンビシカント薬）

がん化学療法を受ける患者の看護を実践するときには、これらの薬剤の組織障害性を理

表1 組織に障害を及ぼす危険度による抗がん剤の分類

危険度による分類	薬剤：一般名（商品名）	
起壊死性抗がん剤 (vesicant drug) 特に血管外漏出に注意が必要。できるだけすみやかに見抜いて対応する	**抗腫瘍性抗生物質** ● アクチノマイシンD（コスメゲン®） ● イダルビシン塩酸塩（イダマイシン®） ● エピルビシン塩酸塩（ファルモルビシン®） ● ダウノルビシン塩酸塩（ダウノマイシン®）	● ドキソルビシン塩酸塩（アドリアシン®） ● ピラルビシン塩酸塩（テラルビシン®、ピノルビン®） ● アムルビシン塩酸塩（カルセド®） ● マイトマイシンC（マイトマイシン）
	抗腫瘍性植物成分：ビンカアルカロイド ● ドセタキセル水和物（タキソテール®） ● パクリタキセル（タキソール®） ● ビノレルビン酒石酸塩（ナベルビン®） ● ビンクリスチン硫酸塩（オンコビン®）	● ビンデシン硫酸塩（フィルデシン®） ● ビンブラスチン硫酸塩（エクザール®） ● アルキル化剤 ● ラニムスチン（サイメリン®）
	その他の抗腫瘍剤 ● ミトキサントロン塩酸塩（ノバントロン®）	
炎症性抗がん剤 (irritant drug)	**抗腫瘍性抗生物質** ● アクラルビシン塩酸塩（アクラシノン®）	
	抗腫瘍性植物成分 ● イリノテカン塩酸塩水和物（カンプト®、トポテシン®）	● エトポシド（ベプシド®、ラステット®） ● ノギテカン塩酸塩（ハイカムチン®）
	アルキル化剤 ● イホスファミド（イホマイド®）	● シクロホスファミド水和物（エンドキサン®） ● ダカルバジン（ダカルバジン）
	白金錯体製剤 ● カルボプラチン（パラプラチン®）	● シスプラチン（ブリプラチン®、ランダ®） ● ネダプラチン（アクプラ®）
	代謝拮抗薬 ● ゲムシタビン塩酸塩（ジェムザール®）	● フルオロウラシル（5-FU）
起炎症性抗がん剤 (non vesicant drug)	**抗腫瘍性抗生物質** ● ブレオマイシン（ブレオ）	● ペプロマイシン硫酸塩（ペプレオ®）
	アルキル化剤 ● ニムスチン塩酸塩（ニドラン®）	
	代謝拮抗薬 ● エノシタビン（サンラビン®）	● シタラビン（キロサイド®） ● メトトレキサート（メソトレキセート®）
	酵素製剤 ● L-アスパラギナーゼ（ロイナーゼ®）	
	インターフェロン **インターロイキン**	

解することが重要です。組織に障害を及ぼす危険度が高い起壊死性抗がん剤の投与に際しては血管外漏出に特に注意を払うこと、薬剤の漏出が疑われる場合は可能な限りすみやかに処置を始めることが必要といえます[3]。

〈引用文献〉
1. 石原和之, 福積総, 他：抗がん剤の血管外漏出による障害と予防. 最新医学 1986；41：2636-2641.
2. 聖路加看護大学外来がん化学療法看護ワーキンググループ編：外来がん化学療法看護ガイドライン2009年版 抗がん剤の血管外漏出の予防・早期発見・対処. 金原出版, 東京, 2009：57-58.
3. Debora MB, Constance E, 足利幸乃訳：ビシカントの血管外漏出―神秘と現実. がん看護 1996；1(2)：137-150.

〈参考文献〉
1. 武田利明, 花里陽子, 他：薬剤の血管外漏出時のケア 問題点と今後の課題―. 看護技術 2003；49(3)：68-71.
2. 本山清美：抗がん剤の血管外漏出時のケア, EB Nursing 2007；7(2)：190-196.

Part 3 ● 緩和ケア・がん化学療法・がん疼痛管理

7 起壊死性抗がん剤による血管外漏出には、温罨法は推奨できない

坂元敦子

> **Point** 温罨法による皮膚潰瘍の悪化例もある

1) 統一されていない血管外漏出時の罨法

抗がん剤の血管外漏出時のケアとして、温罨法や冷罨法が行われる場合があります。

温罨法には血管拡張や薬剤の吸収を促進する作用があるため、抗がん剤の血管外漏出の場合にもこの効果を期待して用いられているものです。一方、冷罨法は薬剤の吸収を抑制する効果や疼痛緩和を目的に実施されることが多いものです。

しかし、このように相反する方法が存在しながら、そのどちらが適切な方法かを判断するための基準や効果は明確ではありません。血管外に漏出した薬剤の特徴をふまえたうえで、温・冷罨法に関する有識者の意見を参考にしたり、あるいは、さまざまな経験や知識を応用して選択し実施されてきました[1]。

そのため、温罨法・冷罨法どちらも具体的な実施方法については、医療機関によって異なり、統一されていないのが現状です。

2) 温・冷罨法の効果は検証中の段階

国内外では動物実験によって温・冷罨法の効果を検証する研究が行われています。それらの報告のなかには、「温罨法は皮膚潰瘍を悪化させ、冷却は効果的」というものや、温罨法について「効果あり」とするものや「効果なし」とするものなどさまざまです[2]。

温・冷罨法については、今後も評価を続け効果の検証を行う必要があります。なお、起壊死性抗がん剤（特にドキソルビシン塩酸塩）の血管外漏出に対する温罨法実施が皮膚潰瘍を悪化させるという結果が示されていることから、現段階においては温罨法は推奨できないといわれています。

〈参考文献〉
1. 武田利明, 花里陽子, 他：薬剤の血管外漏出時のケアー問題点と今後の課題ー. 看護技術 2003；49(3)：68-71.
2. 聖路加看護大学外来がん化学療法看護ワーキンググループ編：外来がん化学療法看護ガイドライン2009年版 抗がん剤の血管外漏出の予防・早期発見・対処. 金原出版, 東京, 2009：62-63.
3. 本山清美：抗がん剤の血管外漏出時のケア, EB Nursing 2007；7(2)：190-196.

Part 3 ● 緩和ケア・がん化学療法・がん疼痛管理

8 死後の処置として、綿詰めは必要なくなってきている

伊藤祐子

Point 漏液が生じるケースは少ない

　遺体管理の専門家やエンゼルメイクに携わる人などの有識者をはじめ、看護の現場では、この10年ほどで、死後の処置やエンゼルメイクに関してさまざまな検討が行われてきました。遺体の変化を知ることで、これまでのケアを見なおす機会となったのです。

　死後の処置のエビデンスはほとんどありませんが、ここでは、遺体の変化といくつかのデータをもとに、死後の処置の考え方について述べたいと思います。

1）綿詰めは漏出に対してほとんど効果がない

　死後の処置の見なおしのなかで大きなものの1つに、体腔への綿詰めがあります。

　従来より体液や排泄物の漏出を防ぐ目的で綿詰めが行われてきましたが、漏液の原因は遺体の腐敗です。また、吸収力や処置の効率性を考慮し、綿詰めの代用として高分子吸収剤を使用することもありますが、その多くは塩素に対して吸収能力が低く、「尿や血液、胃液等には塩素が含まれており、効果が低くなります」[1]。そして、たとえ綿や高分子吸収剤を使用していたとしても、「腐敗などにより胸腔内圧が上昇すると、綿や高分子吸収剤の吸収力をオーバーするため、これらを押し出してでも漏液が続きます」[2]。特に、体内に入れた高分子吸収剤が排出されると、遺体を汚してしまう可能性もあります。

　このように、綿詰めや高分子吸収剤の使用は、ほとんど効果のない処置であるという見解が明らかにされてきた一方で、詰めものを行わないことに対する不安の声があるのも事実です。そのため、漏液の現状を知り、処置のあり方を考える必要があります。

2）漏出を認める事例自体が少ない

　ある病院の調査[3]では、調査期間の死亡退院患者32例に対し、綿詰めを行ったケースが22％、行わなかったケースが78％でした。そのなかで、体腔からの漏液を認めた例はありませんでした。

　また、死後ケア専門会社による、病院を特定せずに実施した死後のケア後の遺体状況の調査[4]によると、施設および在宅で死亡した患者に対し医療者が死後のケアを行ったケース1,508例では、綿詰めが行われていた事例は987例（65.5％）、高分子吸収体を用いて詰めものが行われていた事例は162例（10.7％）、詰めものが行われていない事例は359例（23.8％）でした。そのなかで、鼻や口、耳などから漏液が確認できた事例は119例（7.9％）、漏液や出血が多量で、綿詰め、吸引、冷却など何らかの漏液防止処置が必要な事例は37例（2.5％）、便漏れが確認された事例は35例（2.3％）でした。

　伊藤も、漏液や脱糞は「遺体のわずか5％程度にしか見られない現象」[5]と述べています。

　このように、漏液が生じるケースは少ないことがわかりますが、詰めものを行ったケースと行わなかったケースによる漏液発生について比較したデータはまだ明らかでなく、死後の処置として体腔への詰めものは必要ないとは言い切れません。

　前述のデータ[4]でも、漏液を認めたケース

は119例でしたが、そのうち82例は処置を必要としない少量の漏液であり、綿詰めや遺体の体位、移動時の配慮により漏液を防止できた可能性もあります。

3）漏出の原因となる遺体の腐敗を冷却で抑制

一方、遺体の腐敗を防止・抑制するための対策として、冷却を行うことは有効です。特に、敗血症、腹膜炎、重篤肺炎、多臓器不全、高体温などで死亡した場合は、死後6～12時間で遺体に劇的な変化がみられることが多く、早期からの冷却が必要です[6]（図1）。

4）綿詰め以外の死後の処置

死後の処置では綿詰め以外にも、体腔内容物の押し出し、手を組むこと、閉口、閉眼、含み綿、消毒薬での清拭、着物の逆さ合わせ・縦結び、白い布など、さまざまな処置について検討されています。これらの処置が不要であるというエビデンスはありませんが、手を組むことや閉口のために包帯やバンドなどで拘束することは、局所の腫脹や皮下出血を生じることがあり、見た目にもつらい姿となります。その他にも慣わしとして行われてきた処置が多いのも事実です。

死後の処置は、看護師として患者に行う最後のケアであり、家族ケアでもあります。死後の処置に携わる者として、遺体の変化について理解したうえで、家族の意向を十分に尊重し、ともに考えながら行う死後の処置がよりよい死後のケアとなるのではないでしょうか。

〈引用文献〉
1. 伊藤茂：やってはいけないエンゼルケア. エキスパートナース 2009；25(15)：72.
2. 伊藤茂："死後の処置"に活かすご遺体の変化と管理. 照林社, 東京, 2009：116.
3. 名波まり子：いる？いらない？エンゼルケアの検討. エキスパートナース 2009；25(15)：43.
4. 上野宗則：エンゼルメイクアカデミアブック① エンゼルケアのエビデンス!? 死に立ち会うとき、できること. 素敬 2011：56.
5. 伊藤茂："死後の処置"に活かすご遺体の変化と管理. 照林社, 東京, 2009：115
6. 上野宗則：エンゼルメイクアカデミアブック① エンゼルケアのエビデンス!? 死に立ち会うとき、できること. 素敬 2011：52

〈参考文献〉
1. 角田直枝：癒しのエンゼルケア 家族と創る幸せな看取りと死後のケア. 中央法規出版, 東京, 2010.

図1 冷却位置

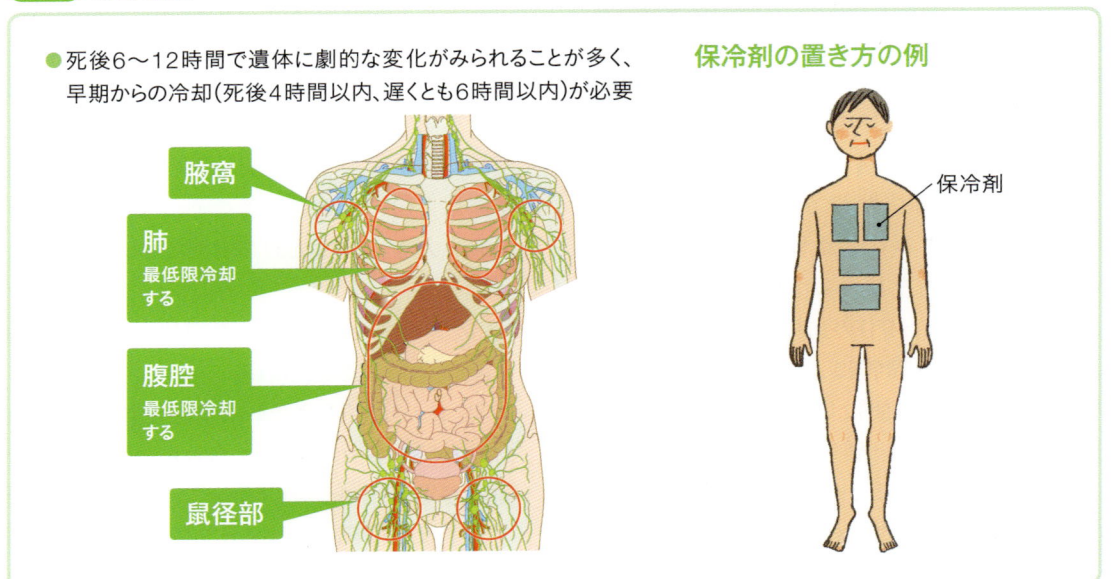

- 死後6～12時間で遺体に劇的な変化がみられることが多く、早期からの冷却（死後4時間以内、遅くとも6時間以内）が必要

腋窩
肺 最低限冷却する
腹腔 最低限冷却する
鼠径部

保冷剤の置き方の例
保冷剤

（文献2、p.33を参考に作成）

Part 3 ● 緩和ケア・がん化学療法・がん疼痛管理

9 5-FU急速投与時に「口内炎予防のためのクライオセラピー」は有効

でも、FOLFOX療法では難しい…どうする？

田端理恵子

エビデンスのあるケア
- 5-FUの急速投与において、クライオセラピー（口腔内冷却法）は口内炎予防のために推奨される[1]

現場のやり方
① FOLFOX療法にあたっては、口腔アセスメントと口腔セルフケアを行う

1）抗がん剤で口内炎が起こるメカニズム

がん化学療法により起こる口内炎発生のメカニズムには、「抗がん剤の直接作用によるもの」と「抗がん剤による好中球減少に伴う局所感染に起因する二次的なもの」があります。

抗がん剤の直接作用による口内炎発生については、抗がん剤が唾液から直接排泄されたり、血行性に口腔粘膜に直接作用することでフリーラジカルが発生し、炎症性サイトカインによる障害が要因となると考えられています。

口内炎を起こしやすい代表的な薬剤としてフルオロウラシル（商品名5-FU）があります。大腸がん、胃がんなどの消化器がんに用いられる最も代表的な薬剤であり、乳がん、子宮がん、放射線療法との併用として食道がん、頭頸部がんなど、さまざまながん腫にも適応承認されています。

5-FUの投与方法として、「①大量の5-FUを急速に投与する」「②比較的低濃度の5-FUを長時間静脈内投与する」方法があります。①は、一時的に5-FUの血中濃度を上げることでRNAの機能障害によって抗腫瘍効果を発揮し、②は長時間投与することでDNAの合成障害によって抗腫瘍効果を発揮します。①の短時間投与のほうが、長時間投与と比較して口内炎の発生率が高くなります。

2）クライオセラピーの標準的な方法

クライオセラピー（口腔内冷却法）とは、口腔内を冷却し、局所的な血管収縮を起こして口腔粘膜への血流を低下させることで、口腔粘膜への抗がん剤の到達量を減らす方法で、直接作用による口内炎の予防を目的とした治療です。具体的には、抗がん剤の投与開始5分前から氷を口に含み、氷が溶ける前に次の氷を含むという作業を30分間継続して行います。

クライオセラピーは、物理的に冷却可能な時間に限界があることから、比較的薬物半減期の短い抗がん剤の短時間投与の場合に行います。抗がん剤が口腔粘膜に作用している間は、持続して血管を収縮させて口腔粘膜への移行を防ぐ必要があるため、投与後数時間作用する抗がん剤や長時間投与の場合には、長時間氷を口に含み続けることになり、患者の苦痛も大きく、現実的に困難です。

3）クライオセラピーが推奨されるものの、行える状況が限られる

エビデンス
現在、MASCC（Multinational Association of Supportive Care in Cancer：国際がんサポーティブケア学会）のガイドラインでは、5-FUのボーラス投与（急速投与）を受ける患者に対し、口内炎の予防としてク

ライオセラピーを行うことを推奨しています[1]。5-FUは半減期が短いため、急速投与される場合、クライオセラピーの効果が期待できます。例えば、術後補助化学療法で5-FU/LV療法（図1）を行う場合には、クライオセラピーが効果的に行えます。

しかし、現在、FOLFOX療法（図2）やFOLFILI療法（図3）といった、5-FUの急速静注と持続投与を組み合わせた治療が主流になってきています。ただし、FOLFOX療法で併用されるオキサリプラチン（商品名エルプラット®）は、冷感刺激により末梢神経障害を悪化させる可能性があるため、注意します。

以上のことから、クライオセラピーは口腔粘膜障害の予防の治療としてのエビデンスはありますが、急速静注と持続投与時の効果的な方法が確立しておらず、また、患者の苦痛を考え、積極的に行えていない現状があります。

4）口腔内アセスメントとセルフケアを行う

クライオセラピーを行う場合、治療前からの**口腔内アセスメントと口腔ケアのセルフケア支援が重要**と考えます。

ケアの必要性を説明し動機づけを行い、セ

図1　5-FU/LV療法

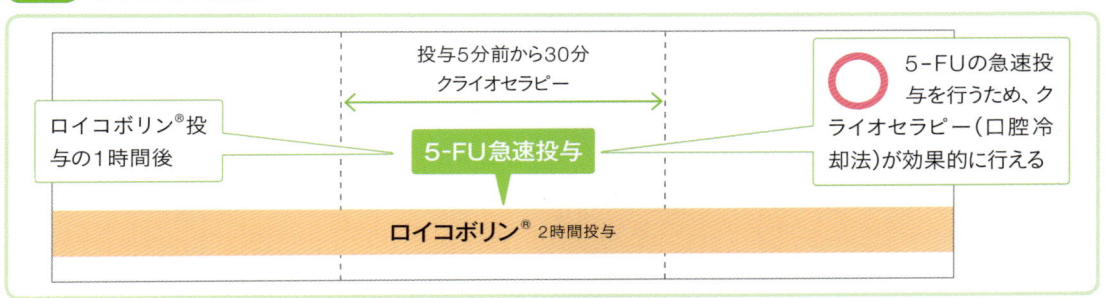

- ロイコボリン®投与の1時間後
- 投与5分前から30分　クライオセラピー
- 5-FU急速投与
- ロイコボリン®　2時間投与
- ○ 5-FUの急速投与を行うため、クライオセラピー（口腔冷却法）が効果的に行える

図2　FOLFOX療法（mFOLFOX6療法）

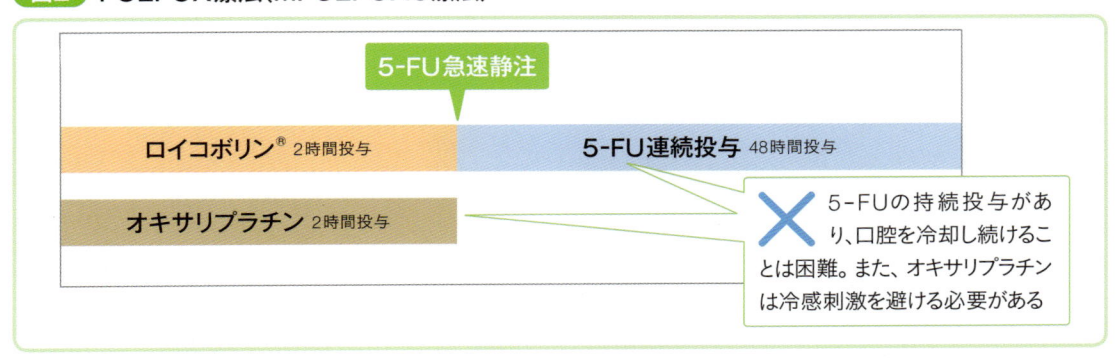

- 5-FU急速静注
- ロイコボリン®　2時間投与
- 5-FU連続投与　48時間投与
- オキサリプラチン　2時間投与
- × 5-FUの持続投与があり、口腔を冷却し続けることは困難。また、オキサリプラチンは冷感刺激を避ける必要がある

図3　FOLFILI療法

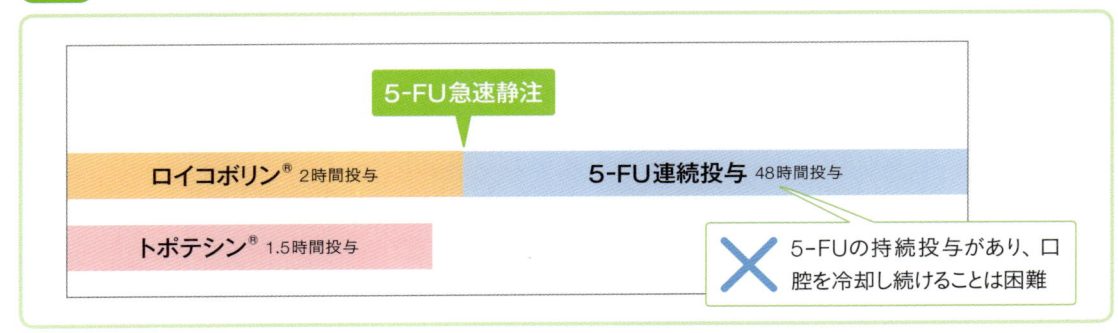

- 5-FU急速静注
- ロイコボリン®　2時間投与
- 5-FU連続投与　48時間投与
- トポテシン®　1.5時間投与
- × 5-FUの持続投与があり、口腔を冷却し続けることは困難

ルフケア状況を確認して、正しい方法が習慣化できるよう支援していきます。

〈引用文献〉
1. MASCC/ISOO. Summary of Evidence-based Clinical Practice Guidelines for Care of Patients with Oral and Gastrointestinal Mucositis (2005 Update).

〈参考文献〉
1. 遠藤久美：がん化学療法による口内炎に対するケア. EB Nursing 2007；7(2)：162-167.
2. 佐藤 温, 他：癌治療における有害反応対策―最新治療戦略フォローアップ各種有害事象反応対策研究の進歩―粘膜炎. 日本臨床 2003；61(6)：959-965.
3. 抗悪性腫瘍剤5-FU注医薬品インタビューフォーム. 協和発酵キリン株式会社, 2011年6月作成（第15版）.
4. 国立がん研究センターレジデント編：がん診療レジデントマニュアル, 第5版. 医学書院, 東京, 2010.

Part 3 ● 緩和ケア・がん化学療法・がん疼痛管理

10 突出痛に対して「決められた量のレスキュードーズを使用」
足りない場合や、眠気を誘発する場合…どうする？

橋詰智恵美

エビデンスのあるケア
- 突出痛に対しては、レスキュードーズとして、1日投与量（ベース薬）の10〜20％相当のオピオイド速放性製剤を投与する（経口投与の場合）

現場のやり方
1. 痛みが突出痛のみで、2回のレスキュー薬内服で緩和できる場合、まずはレスキュー薬のみ増量を検討する（1回使用量を増やす）
2. ベースを増量した際、レスキュー薬も増量して副作用が強いようであれば、必ずしもレスキュー薬を増量しなくてもよい

痛みは、がん病変の治療を受けている患者の1/3に起こるといわれています[1]。痛みの出現頻度はがんの進行とともに高くなり、放置すると緩和が難しくなり、患者の日常生活や生き方、情緒に影響を及ぼします。

そのため、痛みを抱える患者には「がん病変の治療」と「痛みの治療」を並行して受けられるように調整する必要があります。

1）疼痛治療におけるレスキュー薬の役割

痛みを時間的に分類すると、「持続痛」と「突出痛」に大別されます。がん性疼痛は持続痛であり、時刻を決めて徐放性製剤を規則正しく投与する定時投与（ベース）が基本となります。

しかし、定期的な徐放性製剤を十分に投与していても、約7割の患者に突出痛が出現するといわれており、突出痛に対しては、臨時追加投与（レスキュードーズ）として、速放性製剤（**表1**）[2]を使用することが不可欠です。

『がん疼痛の薬物療法に関するガイドライン・2010年版』では、初回のレスキュードーズの投与量として、**経口投与の場合、1日投与量の10〜20％相当のオピオイド速放性製剤を投与する**ことが推奨されています[3]。

また、EAPC（European Association for Palliative Care：ヨーロッパ緩和ケア学会）のガイドラインでも、オピオイドの定期投与を行っている患者における突出痛に対しては、1日投与量の1/6の30〜100％のオピオイドを経口投与することが推奨されています。

このように、レスキューの量は1日投与量に合わせて決める場合が多いのですが、単純にベースに合わせてレスキューの量を設定すると、以下のようなことが起こる場合があります。

2）持続痛はなく、突出痛のみであり、レスキューを2回続けて内服すると痛みが改善する場合は、レスキューのみ増量する

「突出痛に対しレスキューを使用するが、1回の使用では改善せず、続けて2回内服することで改善する。ふだんは痛みもなく、夜間も眠れている」——このように、突出痛が起こるとき以外に痛みがない場合、安易にベースの増量を行うと、眠気やせん妄を引き起こすリスクがあります。「2回以上レスキューを内服することで改善する」「突出痛のみ」であれば、レスキューのみを増量することで対処が可能です。

表1　各オピオイドの速放性製剤（レスキュー）

オピオイドの種類	経口速放性製剤（レスキュー）
モルヒネ	● モルヒネ塩酸塩水和物（末/散/錠） ● オプソ®内服液
オキシコドン	● オキノーム®
フェンタニル	● 製剤なし（モルヒネ、オキシコドンの速放性製剤を使用）

（文献2. p.123より引用）

3）必ずしもベース増量に合わせてレスキューも増量する必要はない

「ベースを増量したため、合わせてレスキューの量も増量したが、レスキューを飲むと眠気が出てしまう」──このように、**レスキューを使用すると副作用である眠気が出てしまう場合、持続痛が問題であり突出痛はあまり強くない**と考えられます。

つまり、レスキューを増やしたことで、痛みよりもオピサイドが過量になっているといえます。そのため、ベースの増量に合わせてレスキューを増量しなくても、対処が可能です。

*

レスキュー量はベースの量に合わせるだけではなく、レスキュー使用後の突出痛の緩和状況とともに、副作用を観察し、患者個々に合った量について検討する必要があります。

また、薬物療法だけではなく、活動方法の指導や補助具の使用で突出痛のコントロールが可能な場合もあり、非薬物療法も併せて行っていくことが重要です。

〈引用文献〉
1. WHO（世界保健機関）編，武田文和訳：がんの痛みからの解放，第2版．金原出版，東京，1996．
2. 林章敏：基本処方とタイトレーション．林章敏，中村めぐみ，高橋美賀子編，がん性疼痛ケア完全ガイド，照林社，東京，2010：122-124．
3. 特定非営利活動法人日本緩和医療学会　緩和医療ガイドライン作成委員会編：がん疼痛の薬物療法に関するガイドライン2010年版．金原出版，東京，2010：143．

〈参考文献〉
1. 長 美鈴：レスキュー（レスキュー・ドーズ）とは．林章敏，中村めぐみ，高橋美賀子編，がん性疼痛ケア完全ガイド，照林社，東京，2010：150-154．
2. 長 美鈴：基本処方別：レスキュー設定．林章敏，中村めぐみ，高橋美賀子編，がん性疼痛ケア完全ガイド，照林社，東京，2010：155-158．
3. 国立がんセンター中央病院薬剤部編：オピオイドによるがん疼痛緩和．エルゼビア・ジャパン，東京，2008．
4. 森田達也，木澤義之，新城拓也：エビデンスで解決！　緩和医療ケースファイル．南江堂，東京，2011．
5. Use of opioid analgesis in the treatment of cancer pain: evidence-based recommendations from the EAPC.

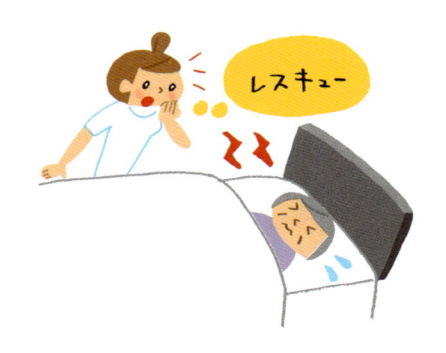

Part 4

クリティカルケア

編集：卯野木 健

Part 4 ● クリティカルケア

1 呼吸がない患者をみたら、まず胸骨圧迫を行う。人工呼吸が最初ではない

卯野木 健

> **Point**　「見て、聞いて、感じて」は胸骨圧迫の開始を遅らせてしまう

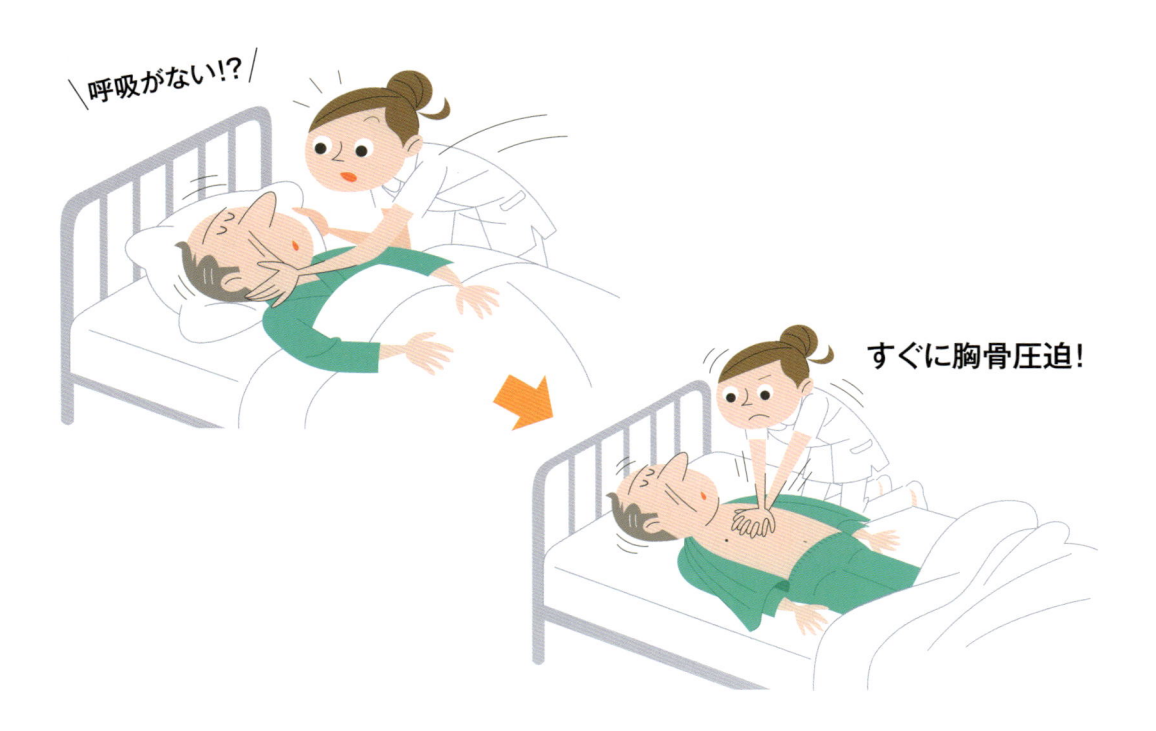

＼呼吸がない!?／

すぐに胸骨圧迫!

　今まで、急変時の呼吸の確認として「見て、聞いて、感じて」が行われていましたが、これは、最新のガイドライン（AHAガイドライン2010）では胸骨圧迫（心臓マッサージ）の開始を遅らせるとして廃止されました[1,2]。また、人工呼吸を抜きにした胸骨圧迫のみのCPR[*1]（Hands-only CPRと呼ばれる）も提唱されています。

　このように人工呼吸がある意味軽視され、むしろ胸骨圧迫に重点が置かれるのには、どのような理由があるのでしょうか？

1）胸骨圧迫を行っても、冠血流圧は"徐々に"しか上昇しない

　胸骨圧迫によって血圧は上昇し、それに伴い冠血流圧（冠動脈圧）も増加しますが、その増加のしかたには特徴があります。

　胸骨圧迫を行うと、すぐに十分な血圧（正確には冠血流圧ですが、ここでは血圧とします）が得られるのではなく、徐々にしか上昇しません（図1）。そして、一時的に胸骨圧迫を中断すると、せっかく上昇した血圧もまた、胸骨圧迫前の状態に戻ってしまいます。その

[*1]【CPR】=cardiopulmonary resuscitation、心肺蘇生。呼吸・循環機能を維持し、無酸素による脳へのダメージを予防する救命救急処置。心肺脳蘇生（CPCR）とも呼ばれる。

図1　胸骨圧迫時の冠動脈圧の変化（イメージ）

冠動脈圧が十分に再上昇するまでに時間がかかる

胸骨圧迫を継続　中断　再開

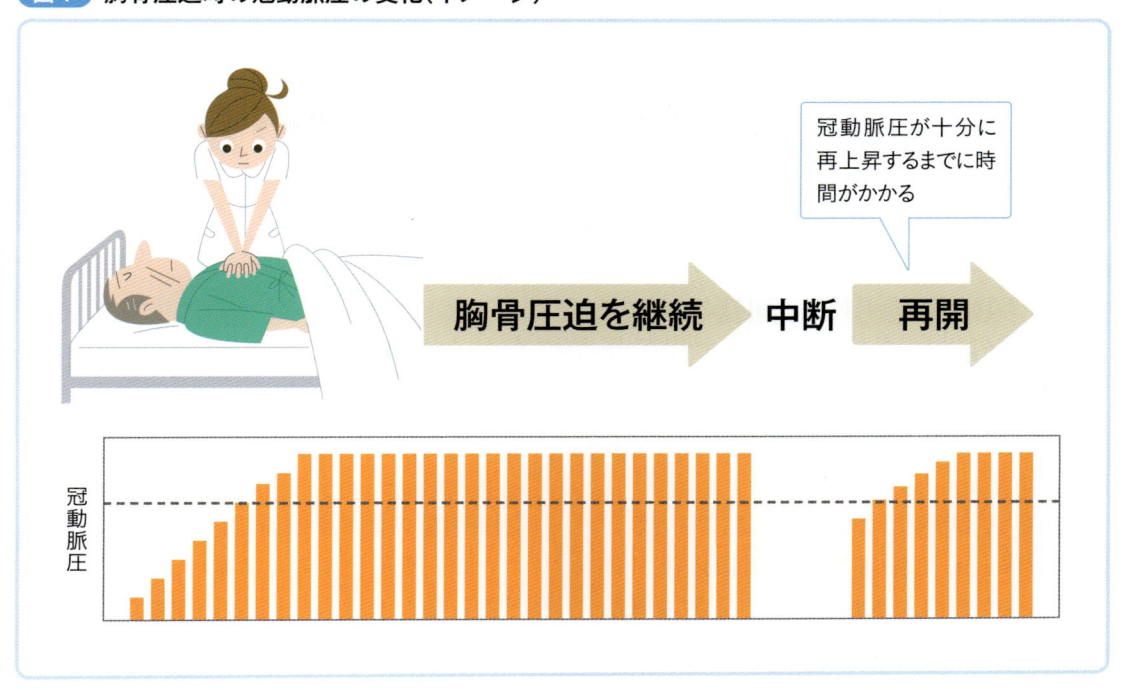

冠動脈圧

後、胸骨圧迫を再開しても、十分な血流を維持できるまでにまた時間がかかるわけです。

すなわち、胸骨圧迫の中断は、"中断時間のみ血流が途絶える"ということでなく、"再開後の血流にも影響を与える"のです。

そうすると、人工呼吸や心拍チェックに時間をかけず、胸骨圧迫のみを継続するほうがよいのではないかということになります。

2）さまざまな研究結果から、ガイドラインも「胸骨圧迫」優先に

Bobrowら[3]は、院外心肺停止患者に対し、当時のスタンダードな心肺蘇生法（呼吸の確認→胸骨圧迫・人工呼吸）を行っていた時期と、**200回連続の胸骨圧迫を行うようにプロトコルを変えた後の生存退院率を比較し、有意に後者のほうが生存率が高いことを報告しています（1.4%対5.4%）**。

その他、日本における研究[4]でも、人工呼吸なしの心肺蘇生法が、人工呼吸ありの心肺蘇生法と比較して神経学的な予後をより改善することが示されています。

これらの研究結果を受けて、2010年に公表された現行のガイドライン[1,2]では、胸骨圧迫の重要性が非常に強調されています。

〈引用文献〉
1. Neumar RW, Otto CW, Link MS, et al. Part 8：adult advanced cardiovascular life support：2010 American Heart Association Guidelines for Cardiopulmonary Resuscitation and Emergency Cardiovascular Care. *Circulation* 2010：S729-767.
2. Berg RA, Hemphill R, Abella BS, et al. Part 5：adult basic life support：2010 American Heart Association Guidelines for Cardiopulmonary Resuscitation and Emergency Cardiovascular Care. *Circulation* 2010：S685-705.
3. Bobrow BJ, Clark LL, Ewy GA, et al. Minimally interrupted cardiac resuscitation by emergency medical services for out-of-hospital cardiac arrest. *JAMA* 2008：1158-1165.
4. Cardiopulmonary resuscitation by bystanders with chest compression only（SOS-KANTO）：an observational study. *Lancet* 2007；369（9565）：920-926.

Part 4 ● クリティカルケア

2 人工呼吸患者の気管吸引は、開放式吸引ではなく閉鎖式吸引が主流になった

卯野木 健

> **Point** "閉鎖式"吸引では回路を開放しなくてよいため、肺の虚脱を招かず、合併症の予防に有利と考えられる

従来、吸引と言えば開放式吸引が主流でした。

一方、人工呼吸患者に対して人工呼吸器回路の一部として使用される閉鎖式吸引は1990年代から導入されはじめ、正確な統計は不明ですが、日本でも2000年以降、急速に普及しています。

1）VAP発生と吸引能における閉鎖式吸引の"優位性"はまだ不明

しかし、開放式吸引に対する閉鎖式吸引の利点は明確ではないものが多いのが現状です。例えば、人工呼吸器関連肺炎（VAP）[*1]の発生率に関しては、閉鎖式吸引はVAP発生率を低下させないというデータが多く出されています[1-4]。

また喀痰の吸引能力に関しては、開放式吸引と比較して低いという印象を受ける看護師は多いようです。この疑問に対して、"実際は、開放式吸引でも閉鎖式吸引でも喀痰の吸引量は変わらない"とされてきました。しかし近年、閉鎖式吸引で特に高PEEP[*2]のときには、開放式吸引と比較し"吸引量が少ない"とするデータも出ています[5]。おそらく、高PEEPの際には回路を開放することによって、末梢から中枢に向かって気体の流れが生じ、吸引が効果的に行われるようです[6]。

このように、閉鎖式吸引は、開放式吸引と比較してすべての面ですぐれているわけではありません。

2）肺容量の低下は確実に防ぐことができる

ただ、吸引による合併症（低酸素血症や不整脈、肺の虚脱）の予防という視点では、閉鎖式吸引のほうが開放式吸引と比較してすぐれているのは明らかでしょう。

開放式吸引では回路を開放するため、PEEPが解除され、肺容量の低下が起こります（これは肺の虚脱が起こることを意味します）。さらに肺内のガスの吸引によって、肺容量がより低下します。

エビデンス 一方、閉鎖式吸引では回路を開放しないため、PEEP解除による肺容量の低下がみられにくく、かつ、吸引時にはトリガー[*3]が作動し吸気が行われるため、吸引時の肺容量低下が非常に小さくなります[7,8]（図1）。

その他、閉鎖式吸引は交差感染（医療者等の手指を通した感染）のリスクを防ぐという効果もあるとされ[9]、さらに、開放式吸引と比較して、吸引にかかる時間も削減できます[1]。

これらの利点により、現在は人工呼吸器管理において閉鎖式吸引を使用することが一般的になってきています。

---

*1【VAP】=ventilator-associated pneumonia、人工呼吸器関連肺炎。人工呼吸を開始して48時間以降に、特別な原因がないにもかかわらず発症する肺炎。
*2【PEEP】=positive end expiratory pressure、呼気終末陽圧換気。肺胞の虚脱を防ぐために呼気終末に圧がかけられている、人工呼吸器の設定。
*3【トリガー】=人工呼吸器が、患者の吸気努力を感知して送気を開始するしくみ。

図1 開放式吸引・閉鎖式吸引における肺容量のイメージ

- 開放式吸引を行った場合(①)と閉鎖式吸引を行った場合(②)の肺容量の変化を示す
- 閉鎖式吸引では肺容量が維持されるが、開放式吸引では回路開放により肺容量が低下し、その後も吸引により肺容量がさらに低下する

① 開放式吸引の例

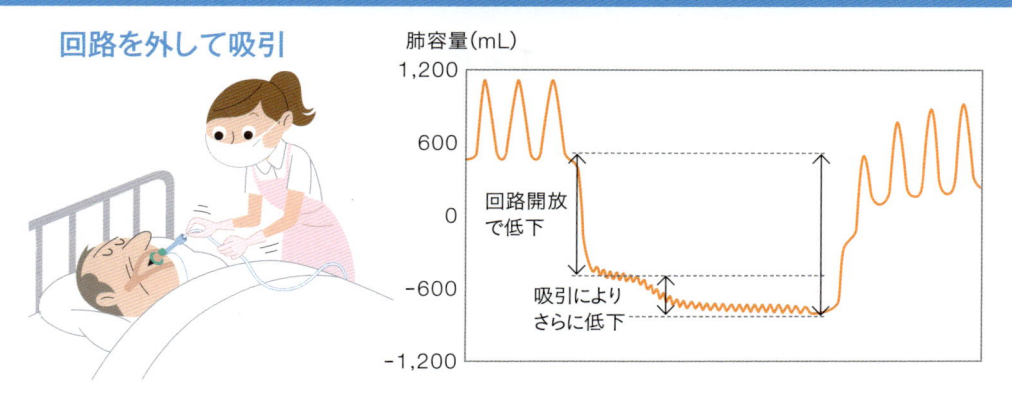

回路を外して吸引

回路開放で低下
吸引によりさらに低下

② 閉鎖式吸引の例

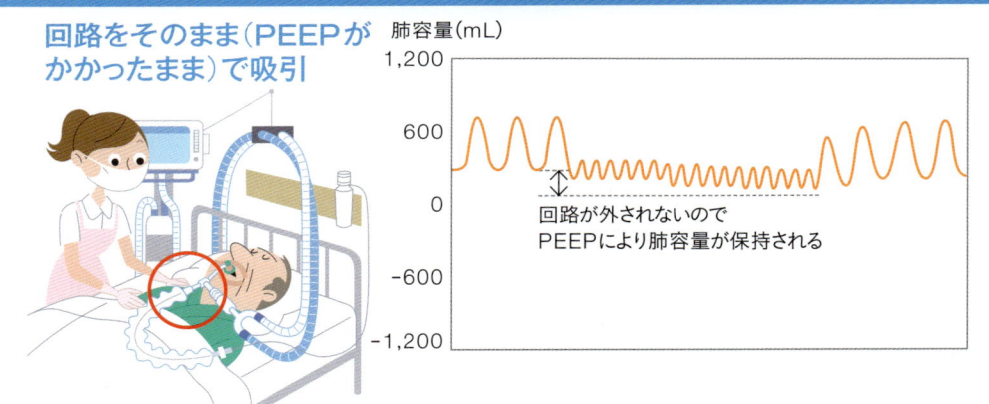

回路をそのまま(PEEPがかかったまま)で吸引

回路が外されないのでPEEPにより肺容量が保持される

〈引用文献〉

1. Johnson K, Kearney P, Johnson S, at al. Closed versus open endotracheal suctioning: costs and physiologic consequences. *Crit Care Med* 1994: 658-666.
2. Vonberg R, Eckmanns T, Welte T, et al. Impact of the suctioning syste(open vs. closed)on the incidence of ventilation-associated pneumonia: meta-analysis of randomized controlled trials. *Intensive Care Med* 2006: 1329-1235.
3. Lorente L, Lecuona M, Martin M, et al. Ventilator-associated pneumonia using a closed versus an open tracheal suction system. *Crit Care Med* 2005: 115-119.
4. Subirana M, Sola I, Benito S. Closed tracheal suction systems versus open tracheal suction systems for mechanically ventilated adult patients. *Cochrane Database Syst Rev* 2007: CD004581.
5. Lindgren S, Almgren B, Hogman M, et al. Effectiveness and side effects of closed and open suctioning: an experimental evaluation. *Intensive Care Med* 2004: 1630-1637.
6. 木村史良, 卯野木健, 水谷太郎, 他:閉鎖式吸引使用中の高PEEP患者で開放式吸引を行うと吸引量が増加する可能性はあるか？最大呼気流量の関与に関する検討. 人工呼吸 2004:212-213.
7. Cereda M, Villa F, Colombo E, at al. Closed system endotracheal suctioning maintains lung volume during volume-controlled mechanical ventilation. *Intensive Care Med* 2001: 648-654.
8. Maggiore S, Lellouche F, Pigeot J, et al. Prevention of endotracheal suctioning-induced alveolar derecruitment in acute lung injury. *Am J Respir Crit Care Med* 2003: 1215-1224.
9. Jongerden IP, Buiting AG, Leverstein-van Hall MA, et al. Effect of open and closed endotracheal suctioning on cross-transmission with Gram-negative bacteria: a prospective crossover study. *Crit Care Med* 2011: 1313-1221.

Part 4 ● クリティカルケア

3 気管吸引は、時間を決めて定期的には行わない

卯野木 健

Point 無気肺を伴う手技であるため、必要最低限に行うことが重要

1）侵襲的な手技であることが明らかになっている

気管吸引は定期的に行うものではないという考え方が主流になっています。

気管吸引は、喀痰を排出させ、気道分泌物の排泄能が低下している人工呼吸患者には不可欠なものです。しかし一方で、吸引は肺を虚脱させる可能性があると指摘されています[1]。特に小児では、吸引による無気肺の発生は深刻です。

Boothroydら[2]は、右上葉の無気肺の発生率が高い原因は気管吸引にあると考え、看護師たちに吸引チューブを挿管チューブの長さ＋1cmしか挿入しないことと、吸引圧を165cmH$_2$O以下とすることを指導しました。その結果、右上葉における無気肺は24％から7％と著明に減少したと報告しています。
エビデンス 小児では右上葉への分岐は気管分岐の近くにあるため、吸引チューブを挿入しすぎると、喀痰のみならず右上葉のガスも吸引してしまうことを示しています。

成人の場合は、右上葉の無気肺はそれほど多くないので、短絡的にこの報告を成人に当てはめることはできませんが、このようなことが起こりうる可能性はあるわけです。そのため、気管吸引は侵襲的であることを念頭に置き、念入りな評価の結果、必要最低限に行うことが重要であると考えられています。

2）それでは、吸引を行うべき場面とは？

吸引を行うタイミングについて、何を基準にするか、あまり有用なデータはありません

が、Guglielminottiら[3]の研究により、PIP[*1]の変化やSpO$_2$の変化は喀痰の存在の指標としては役に立たないものの、**エビデンス** **呼吸音や、人工呼吸器のグラフィックモニタにおける"サメの歯のようなギザギザした"flow-volumeパターン（図1）は、有用な指標である**ことが示されています。

吸引の際にはこのような指標をアセスメントして行うことが重要であり、定期的にバイタルサインを測ってインアウトを締めて、体位変換して、"そのついでに"吸引する、というような方法は、よい方法ではないのです。

〈引用文献〉
1. Lu Q, Capderou A, Cluzel P, et al. A computed tomographic scan assessment of endotracheal suctioning-induced bronchoconstriction in ventilated sheep. Am J Respir Crit Care Med 2000 : 1898-1904.
2. Boothroyd A, Murthy B, Darbyshire A, et al. Endotracheal suctioning causes right upper lobe collapse in intubated children. Acta Paediatr 1996 : 1422-1425.
3. Guglielminotti, et al. Bedside detection of retained tracheobronchial secretions in patients receiving mechanical ventilation : is it time for tracheal suctioning?. Chest 2000 : 118(4) : 1095-1099.

図1 喀痰の存在を示すflow-volumeパターン

正常な波形 ／ 喀痰の存在を示す波形
Flow / Volume

グラフィックモニタにこのような波形が見られたら、他の徴候と合わせて気管吸引の実施を検討する

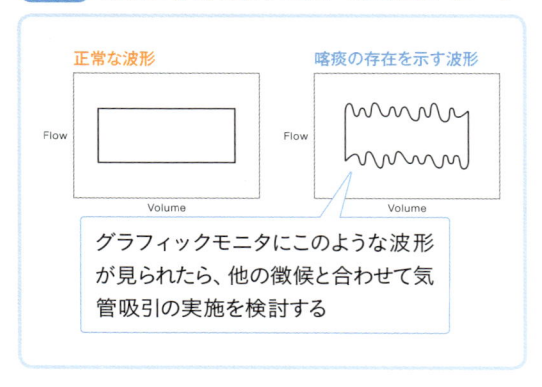

＊1【PIP】＝peak inspiratory pressure、最高気道内圧。

Part 4 ● クリティカルケア

4 人工呼吸患者に対して、やみくもにスクイージングを行わない

卯野木 健

> **Point** 必ずしも効果があるわけではなく、適応患者も今のところ不明

1）日本で1990年代に広まった手技

スクイージング（胸郭圧迫で喀痰を出す方法、徒手的胸郭圧迫）は、歴史的・国際的に見ても一般的な手技ではなく、日本では1990年代前半に広まった手技です。急性期領域を中心に、理学療法士や多くの看護師が興味をもち、短期間で爆発的に広まっていきました。

この手技が爆発的に広まった理由の1つには、タッピング（背中を叩いて喀痰を出す方法）と比較して効果的に排痰できると、手技者が感じたことが挙げられると思います。また、当時、広がりはじめていたEBMという考え方と一緒に、「タッピングよりもエビデンスがある」と紹介されたことも、爆発的に広まった要因の1つだと思います。

スクイージングは多くの雑誌で紹介され、特に人工呼吸患者に対し、呼吸器合併症の予防、あるいは治療に使用されていましたが、最近はそれほど使用されていないようです。

2）必ずしも効果的でないことがわかってきた

いくつかの研究により、スクイージングは効果的ではないことが示されています。筆者ら[1]は、ウサギを用いた研究で、スクイージングは肺気量を低下させ、無気肺領域を増加させるという結果を発表しました。

しかし、上記は特殊な実験環境で行ったものであり、実際の成人患者に当てはまるかどうかは不明でした。その後、筆者ら[2]は成人人工呼吸患者で検討を行い、**気管吸引にスクイージングを併用した場合とそうでない場合とで酸素化・換気・吸引量に変化がないこと**を示しました（図1）。また、スクイージングは、基本的に胸郭をつぶし、肺気量を減少させる手技であるため、必ずしも効果が出るとは限りません。

これらは、スクイージングをしてはいけないことを示しているわけではありません。正しく言うと、どの患者にも一律に行う必要はないということです。どのような患者にスクイージングの効果があるか不明ですが、ある種の患者には有効であることも考えられます。

〈引用文献〉
1. Unoki T, Mizutani T, Toyooka H. Effects of expiratory rib cage compression combined with endotracheal suctioning on gas exchange in mechanically ventilated rabbits with induced atelectasis. Respir Care 2004 : 896-901.
2. Unoki T, Kawasaki Y, Mizutani T, et al. Effects of expiratory rib-cage compression on oxygenation, ventilation, and airway-secretion removal in patients receiving mechanical ventilation. Respir Care 2005 ; 50 (11): 1430-1437.

図1 スクイージングの有無と吸引量の比較

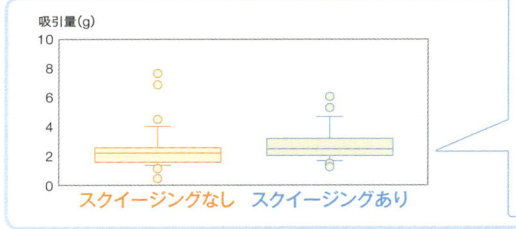

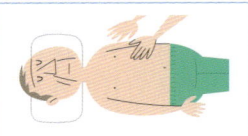

スクイージングを行っても、喀痰の吸引量に統計的に有意な差はなかった

（文献2より引用、一部改変）

Part 4 ● クリティカルケア

5 重症患者に対する栄養療法は、まず経腸栄養から開始する

卯野木 健

> **Point** 重症度にかかわらず、腸の吸収能力には差がないことが明らかになった

重症患者に対する栄養療法としては、中心静脈栄養（total parenteral nutrition：TPN）が用いられてきました。

TPNは理論上、腸管の機能にかかわらず栄養素を患者に完全に投与でき、嘔吐を防いで、それに伴う肺炎も予防できることが期待されます。

しかし、腸管をしばらく使用しないと、腸管粘膜の萎縮が起こります。この結果、腸内細菌が腸管粘膜を経て血流中に侵入し、敗血症の原因となると考えられています。この腸内細菌の腸管粘膜を経た移動のことをバクテリアル・トランスロケーションといいます。1週間、TPNで過ごしたマウスと、経腸栄養で過ごしたマウスの腸管粘膜を比較した結果、TPNで過ごしたマウスの腸管粘膜は萎縮していることがわかります（図1）[1]。

また、TPNは経腸栄養と比較し、オーバーフィーディング（overfeeding：栄養の過剰投与）や高血糖を引き起こしやすいとされています。

これらの知見により、経腸栄養はTPNより望ましいものであるとされ、特に急性期領域ではTPNを、total "poisoning（毒）" nutritionと揶揄する研究者もいます[2]（これは言い過ぎだという批判もあります[3]）。

重症患者では経腸栄養は腸で吸収されないと考えられてきましたが、心臓血管外科術後の患者を対象にした研究では、**腸における吸収能力は重症でない場合と変わりがない**ことが示されています[4]。しかし同時に、胃から十二指腸への移行は障害されるといわれています（つまり、吸収能力はもっているが、吸収される腸までの移行が悪化している）。

そのため、施設によっては経腸栄養ポンプを用いた少量・持続的な経腸栄養を行ったり、胃の内容量を定期的に測定して投与速度を変更したり、胃の蠕動運動を改善する薬物（例えばメトクロプラミド・商品名プリンペラン®）を投与するという実践が行われています。

重症患者に対し、必要とされるカロリーをすべて経腸栄養で賄うのは困難ですが、TPNに頼らず、できるだけ、少しでもよいので腸管を使用し続けることが重要だと考えられています。

〈引用文献〉
1. Sun X, et al. Impact of caloric intake on parenteral nutrition-associated intestinal morphology and mucosal barrier function. *J Parenter Enteral Nutr* 2006；30（6）：474-479.
2. Marik PE, Pinsky M. Death by parenteral nutrition. *Intensive Care Med* 2003：867-869.
3. Fürst P. Comment on "Death by parenteral nutrition" by Marik and Pinsky. *Intensive Care Med* 2003；2102：author reply 4.
4. Berger MM, et al. Intestinal absorption in patients after cardiac surgery. *Crit Care Med* 2000；28（7）：2217-2223.

図1 TPNによる腸管粘膜の変化のイメージ

1週間、TPNのみで過ごしたマウス ／ 1週間、経腸栄養のみで過ごしたマウス

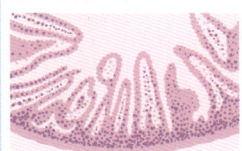

腸管の萎縮を招くと考えられる

（文献1を参考に作成）

Part 4 ● クリティカルケア

6 集中治療患者にはインスリンを使用した"適切な"血糖コントロールを行う

卯野木 健

Point 血糖コントロールで死亡率は改善するが、厳密な血糖コントロールは逆効果になる面も

1) 血糖値を管理すると死亡率が改善することが明らかに

10年ほど前に衝撃的な論文が公表され、集中治療領域での血糖コントロールが注目されだしました。

ベルギーの医師であるVan den Bergheら[1]は、1,548人の外科系ICUに入室した人工呼吸管理を受けている患者を、「インスリンを積極的に使用して血糖値80〜110mg/dLにコントロールする群」と、「血糖値215mg/dLを超えたときのみインスリンを使用し、180〜200mg/dLにコントロールする群」にランダムに分け、予後を検討しました。その結果、「インスリンを積極的に使用して血糖をコントロールした群」で菌血症が減少し、死亡率が低下することが明らかになりました。

ほかにも、創部感染の減少[2]などの効果が報告されました。これらの結果は臨床に大きな影響を及ぼし、血糖を定期的に測定し、持続静注によるインスリン投与が一般的に行われるようになりました。

2) 少なくとも「血糖コントロール」「低血糖を避ける」ことが重要

しかし、本当に「110mg/dL」未満というタイトなコントロールが必要なのか（もう少し甘くてもよいのではないのか）、あるいは外科系患者だけでなく、内科系患者など他のICU患者にも当てはまるのか、など不明な点もありました。また、積極的な血糖コントロールを行うと、かえって低血糖のリスクが高まることを指摘する報告もありました。

NICE-SUGARと名付けられた大規模な研究では、内科系、外科系患者を含めたICU患者に対し、「81〜108mg/dLでの血糖コントロール」と、「180mg/dL以下の血糖コントロール」が比較され、「81〜108mg/dL」でのタイトな血糖コントロールの群のほうで死亡率が高かったことが報告されました（図1）[3]。

現在までの知見をまとめると、高血糖は避け、インスリンを使用した適切な血糖コントロールは必要であるが、厳密すぎる血糖コントロールは低血糖などにより悪影響を与える可能性があるということです。

〈引用文献〉
1. Van den Berghe G, Wouters P, Weekers F, et al. Intensive insulin therapy in the critically ill patients. N Engl J Med 2001；1359-1367.
2. Furnary AP, Wu Y. Clinical effects of hyperglycemia in the cardiac surgery population：the Portland Diabetic Project. Endocr Pract 2006：22-26.
3. NEICE-SUGAR Study Investigators. Intensive versus conventional glucose control in critically ill patients. N Engl J Med 2009：360(13)：1283-1297.

図1 厳密な血糖コントロールはかえって逆効果とするデータ

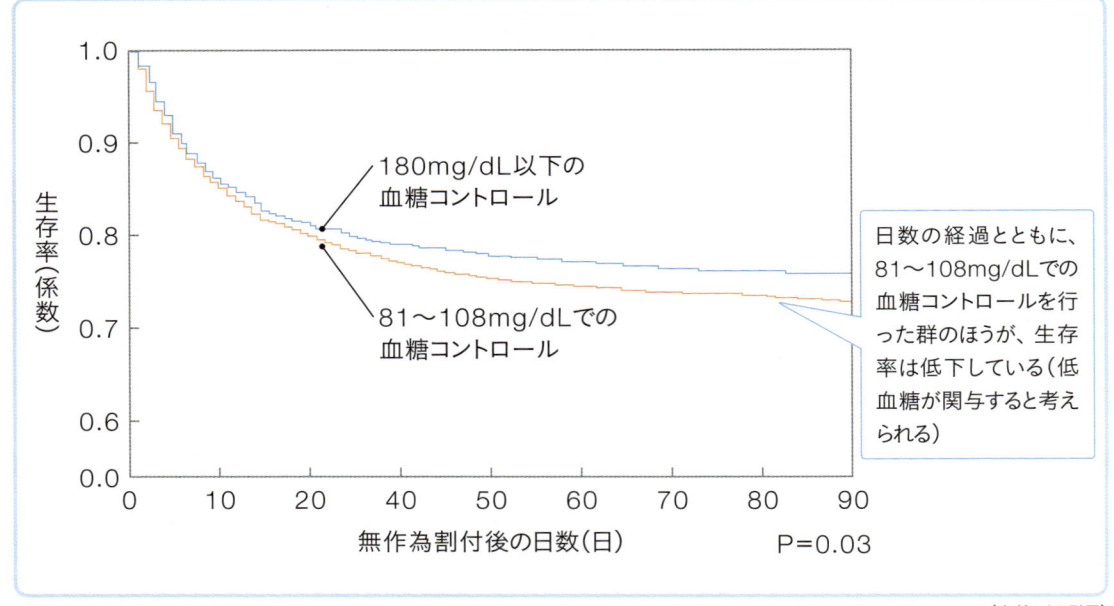

縦軸：生存率(係数)　横軸：無作為割付後の日数(日)

- 180mg/dL以下の血糖コントロール
- 81〜108mg/dLでの血糖コントロール

日数の経過とともに、81〜108mg/dLでの血糖コントロールを行った群のほうが、生存率は低下している（低血糖が関与すると考えられる）

P=0.03

(文献3より引用)

Part 4 ● クリティカルケア

7 鎮静深度はJCSやGCSでなく専用のスケールで評価する

卯野木 健

> **Point** 使用目的が異なる。鎮静を確認するためにはやはり鎮静スケールが適切

　10年ほど前は、「鎮静深度」という概念と「意識レベル」という概念が明確に分かれておらず、鎮静深度の測定にJCSやGCSが用いられてきました。

　しかし近年、鎮静深度の評価は、専用の鎮静スケールを使用することが一般的になってきています。では、鎮静スケールと意識レベルのスケールはどのように異なるのでしょうか。

　意識レベルは、"刺激に対して開眼するか？"などの「覚醒度」、そして、"周囲の状況を正しく認識しているか？"といった「意識の内容」をみるものです。これらは、頭部外傷や脳卒中などの中枢神経疾患の重症度や緊急性を把握するために重要な項目になります。

　鎮静スケールは、鎮静の目的が達成されているかを評価するものです。
エビデンス
鎮静の目的には、覚醒度を下げることや、不穏でないこと、人工呼吸器と同調すること、などが挙げられますが、それらが達成されているかをスケールで測定できなければなりません。つまり、意識レベルのスケールと鎮静スケールは似てはいますが、測定の目的が異なるのです。その部分を理解して患者の鎮静レベルをアセスメントしなければなりません。

　参考までに、近年最も使用されているRichmond Agitation-Sedation Scale (RASS) を示します（表1）[1]。このスケールは＋4から－5で表され、「非常に暴力的な状態」から「刺激しても動かない状態」までを評価することができます。

　意識レベルのスケールでは、不穏の程度を表すことができません。また、不安という項目もないはずです。これらは、鎮静の目的「不穏にさせない、不安にさせない」から生まれてきている項目なのです。

　鎮静を評価する場合は、必ず鎮静のスケールを使用しましょう。

〈引用文献〉
1. Kress JP, Hall JB. Sedation in the mechanically ventilated patient. *Crit Care Med* 2006；34：2541-2546.

表1 鎮静スケール：Richmond Agitation-Sedation Scale (RASS)

＋4	闘争的	明らかに闘争的であり、暴力的；スタッフへの危険が差し迫っている
＋3	高度な不穏	チューブ、カテーテルを引っ張ったり抜いたりする。または、スタッフに対して攻撃的な行動がみられる
＋2	不穏	頻繁に目的のない動きがみられる。または、人工呼吸器との同調が困難
＋1	落ち着きがない	不安や恐れが存在するが、動きは攻撃的であったり活発であったりはしない
0	覚醒/穏やか	
－1	傾眠	完全に清明ではないが、10秒を超えて覚醒し、声に対し目を合わせることができる
－2	浅い鎮静	短時間（10秒に満たない）覚醒し、声に対し目を合わせることができる
－3	中程度鎮静	声に対してなんらかの動きがある（しかし、目を合わせることができない）
－4	深い鎮静	声に対し動きはみられないが、身体刺激で動きがみられる
－5	覚醒せず	声、身体刺激で反応はみられない

1. 患者を観察する。患者は覚醒し静穏か（score 0）。
患者は落ち着きがない、あるいは不穏とされるような行動がみられるか（score＋1～＋4、左記のクライテリアの記述を参照）。

2. もし患者が覚醒していない場合、大きな声で患者の名前を呼び、開眼するように指示こちらを見るかを確認する。必要であれば再度行う。こちらを持続的に見るかを確認する。
開眼し、アイコンタクトがとれ、10秒以上継続するのなら、score－1。
開眼し、アイコンタクトがとれるが、10秒以上継続しないのなら、score－2。
開眼するがアイコンタクトがとれないのならscore－3。

3. 患者が呼びかけに反応しないのなら、肩をゆする。それに反応しないのならば胸骨を圧迫する。
患者がこれらに反応するのならば、score－4。
反応しないのならば、score－5。

（文献1より引用）

Part 4 ● クリティカルケア

8 鎮静はできる限り行わない
人員不足で、管理するのは困難では？

卯野木 健

> **エビデンスのあるケア**
> - 気管挿管患者であっても"鎮静を行わないで"管理するほうが、人工呼吸期間を短くできることが示された

> **現場のやり方**
> 1. 無鎮静は難しいというイメージがあるが、患者の要求を受け取りやすい面もある
> 2. 気管チューブの自己抜管は必ずしも増加しない
> 3. まず、できそうな患者から検討する

1）"無鎮静が有利"という報告が示された

これまで、気管挿管、人工呼吸管理中の鎮静管理としては、1日1回鎮静を中断したり、鎮静はできるだけ浅く管理する（正確にいうと、不必要な鎮静は行わない）という実践が推奨されてきましたが、近年、さらに進んだ研究結果が報告されました。

Strom Tら[1]の研究では、140人の人工呼吸患者を「1日1回鎮静を切る群」と、「無鎮静で管理する群」に分けました。その結果、**ICU滞在日数、人工呼吸期間に関して、「無鎮静で管理した群」のほうが有利**であったことが報告されました（図1）[1]。気管挿管患者を鎮静なしで管理するということは、今までの私たちの"気管挿管＝鎮静"という考えを大きく覆すものでした。

同論文での無鎮静群の管理法は、「患者：看護師」が夜勤も含め常に「1：1」であり、身体抑制はいっさい行わず、鎮痛に関してはモルヒネを使用して十分に管理を行っているという方法で、どうしても落ち着かないときには時間を決めて（6時間まで）プロポフォールの投与を行っています。

2）気管挿管で鎮静していない場合、管理が進めやすい面もある

日本で上記のような無鎮静の管理を行っているICUはまれであると思われます。できな

図1　患者がICUに滞在している率の比較

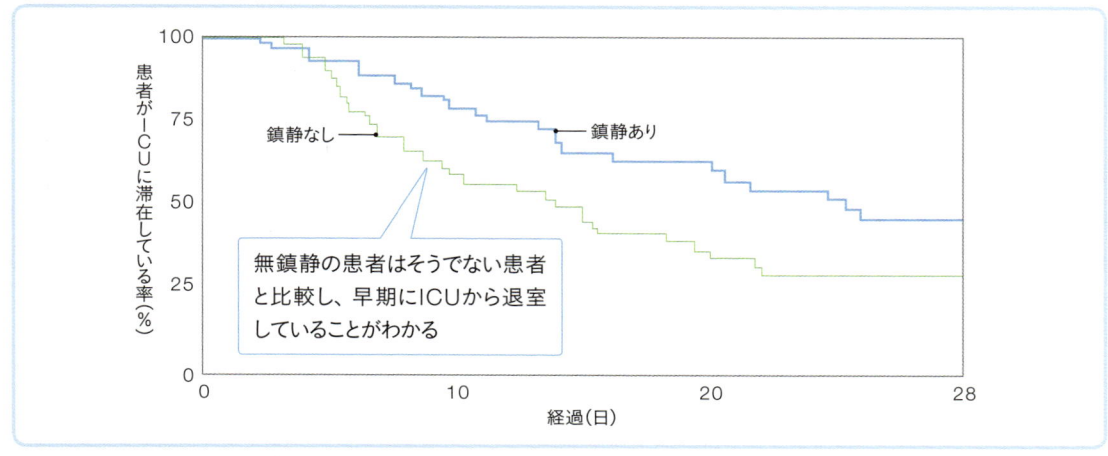

無鎮静の患者はそうでない患者と比較し、早期にICUから退室していることがわかる

（文献1より引用）

い理由としては、看護師側からは"人手不足"が挙げられることが多いようです。特に、紹介した論文では常に「1：1」で管理しているので、「そういうところではできるかもしないけれど、うちでは……」となってしまうわけです。

はたしてそうでしょうか。じつは、鎮静を切っている患者は、浅い鎮静の患者よりも管理しやすい可能性があります。

まずは、患者のニードがつかみやすいことです。「どこが痛いのか」「どのくらい痛いのか」「いま何がいちばんつらいことなのか」など、看護師がいままで手探りで推測しなければならなかったことが、わかりやすくなります。わかれば対応もできるというものです。

また、患者が自分の置かれている状況をはっきりとわかるということから、論文でも報告されていますが、必ずしも自己抜管は増加しません。

無鎮静での管理は、看護師の「腕」に大きく依存します。求められるのは、いかに患者に説明し、理解を得て、患者の意欲を促しながら、安楽に生活を送れるように援助できるか、です。

もちろん、すべての患者でこのような管理はできないと思います。前述の研究[1]でも、18％の患者で無鎮静での管理ができなかったことが報告されています。しかし、まずはできそうな患者から行ってみてはどうでしょうか。人工呼吸患者に対する新しい看護に出会えるに違いありません。

〈引用文献〉
1. Strom T, Martinussen T, Toft P. A protocol of no sedation for critically ill patients receiving mechanical ventilation : a randomised trial. *Lancet* 2010 : 475-480.

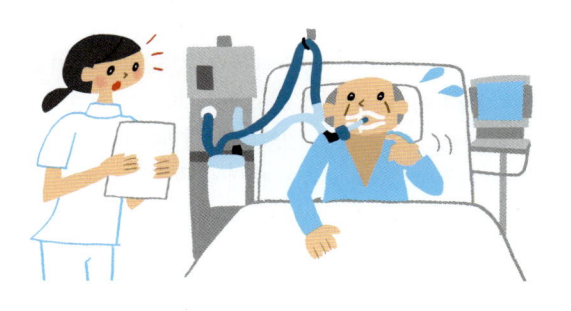

9 1日1回、鎮静を中断するべき
中断基準やケア人員はどうする?

Part 4 ● クリティカルケア

卯野木 健

エビデンスのあるケア	現場のやり方
● 鎮静の弊害を軽減するためには、1日1回の鎮静中断が望ましい	❶ 最初から鎮静を行わない方法や、極端に鎮静を浅くする方法が検討できる場合もある

「鎮静」にはさまざまな弊害があることが、以前から指摘されていました。具体的には、人工呼吸器との非同調、血圧低下、神経学的所見の見逃し、自発呼吸が弱くなることによる呼吸器合併症、臥床が多くなることによる深部静脈血栓症 (deep vein thrombosis : DVT) の予防などです。

鎮静薬は長期間投与すると蓄積し、同じ鎮静深度を維持しようとしても、より多くの投与量が必要になります。投与量が増加すると、抜管前に鎮静を切っても患者はなかなか目覚めず、また、呼吸も抑制され、抜管までの時間がかかります。

人工呼吸期間が延びれば延びるほど、人工呼吸器関連肺炎 (VAP) に罹患するリスクは増加し、医療費も増加します。

1) 1日1回の中断で鎮静の弊害を軽減

この鎮静の蓄積を回避するには、鎮静を1日1回中断し、毎日、鎮静の必要性をアセスメントする方法が推奨されています。この鎮静の中断はdaily interruption of sedative infusionや、sedation vacation、spontaneous awakening test (SAT) と呼ばれています。

Kress JPら[1]は、128人の人工呼吸と鎮静を受けている患者を2群に分け、「通常の鎮静管理を受ける群」と、「1日1回鎮静を中断し、覚醒を確認してから必要なだけの鎮静を投与する群」に分け、人工呼吸日数やICU滞在日数等を比較しました。その結果、人工呼吸期間、ICU滞在日数は、「鎮静中断群」で有意に短いことが示されました (図1)[1]。

さらに、鎮静中断中に自発呼吸テストを実施し、ウィーニングの可否を判定するという試みも行われており、中断中に自発呼吸テストを行った場合のほうが、行わなかった場合と比較して人工呼吸期間が短縮することが別の研究グループ[2]から示されています。

2) 無鎮静や極少量で行うこともありうる

以上のように、1日1回の鎮静中断は推奨されていますが、実際にこれらをルーチンに行うことができる施設はそれほど多くないようです。

医師が鎮静中断の指示を出さないということ以外にも、「いつ中断するのか」「患者は不穏になるかもしれず、中断したときの人手はどうするのか」など、考えなければならないことはたくさんあります。1日1回の鎮静中断のイベントのために、気構えなければならないことが理由ではないでしょうか。

長期間鎮静されている患者は、鎮静を一気に中断されると不穏になることが多い印象があります。このときに鎮静を安易に再開すると、また次に鎮静を中断したときに患者が不穏になることが多いようです。この状態は、看護師に鎮静の中断は危険という印象を与える可能性があります。

図1 患者が人工呼吸療法を受けている率の比較

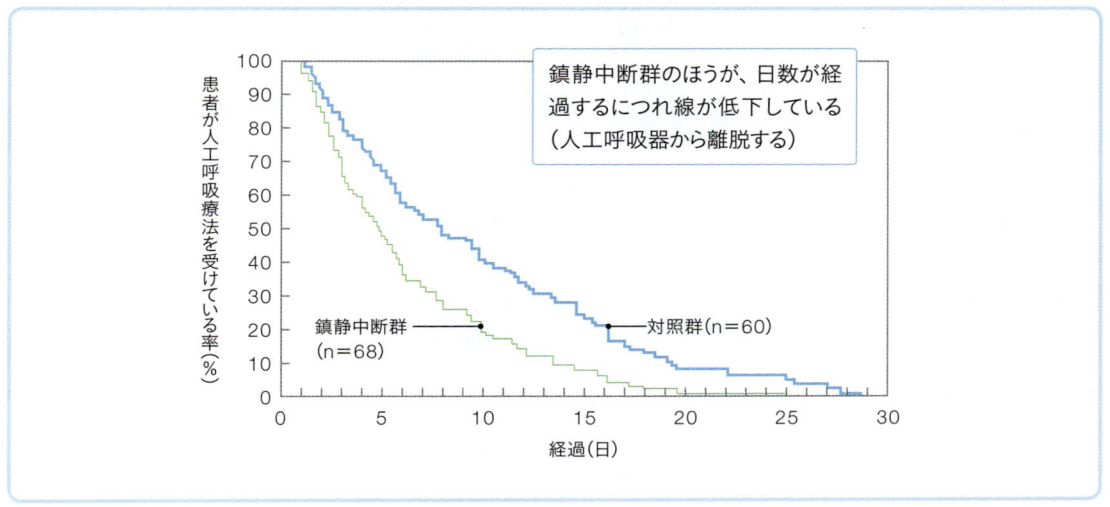

鎮静中断群のほうが、日数が経過するにつれ線が低下している（人工呼吸器から離脱する）

鎮静中断群（n=68）
対照群（n=60）

縦軸：患者が人工呼吸療法を受けている率（％）
横軸：経過（日）

（文献1より引用）

個人的には、次項で解説する**最初から無鎮静で行う方法、極端に鎮静を浅くする方法**のほうが、自然に行える気がします。

〈引用文献〉
1. Kress JP, Pohlman A, O'Connor M, et al. Daily interruption of sedative infusions in critically ill patients undergoing mechanical ventilation. *N Engl J Med* 2000：1471-1477.
2. Girard TD, Kress JP, Fuchs BD, et al. Efficacy and safety of a paired sedation-and ventilator weaning protocol for mechanically ventilated patients in intensive care (Awakening and Breathing Controlled trial): a randomised controlled trial. *Lancet 2008*：126-134.

Part 4 ● クリティカルケア

10 気管チューブのカフ圧は"耳たぶの硬さ"ではなく、カフ圧計を用いてしっかりと管理する

卯野木 健

> **Point** 従来の"耳たぶの硬さ"という基準では
> カフ圧を適切に管理できず、リスクが高い

1) 圧が「高く」ても「低く」てもリスクに

気管チューブにおけるカフ（図1）は、下気道、肺における気体のリークを防ぎ、分泌物等の下気道への侵入を防ぐ役割をもっています。

しかし、カフは分泌物の下気道への侵入を完全に防ぐものではありません[1]。カフを適正に管理しても下気道へ分泌物が侵入することは念頭に置いておかなければなりません。だからといって、カフ圧調整がいいかげんでいいということではありません。

「高いカフ圧」は、気管粘膜の血流を阻害してしまいます。例えば、内視鏡を用いて気管粘膜を観察した研究では、**高いカフ圧は気管粘膜の血流を阻害することを示し、30cmH$_2$O（22mmHg）以下で管理すべきで**あると結論しています[2]。

また、「低いカフ圧」は人工呼吸器関連肺炎（VAP）と関連しているとされています。研究では、**20cmH$_2$O以下のカフ圧が、VAPのリスク因子となる傾向がある**ことが示されています[3]。

2) "耳たぶ程度"では、ほとんどのカフ圧が適切になっていない

カフ圧の調整は、従来行われてきた、シリンジを接続して"耳たぶの硬さ"を基準とするべきではありません。なぜなら、カフ圧計を用いて調整しないと、かなりばらつきのある値をとるからです。

54人の救急救命士に、合計270回、カフ圧を「耳たぶ程度」で調整してもらい、その後カフ圧を測定した研究では、適正なカフ圧に調整できていたのはたったの27%でした[4]。そのため、「耳たぶ」というあいまいな指標ではなく、しっかりとカフ圧計で測定することが大切です。

なお、カフ圧は、「水柱圧（cmH$_2$O）」と「水銀圧（mmHg）」で記載されたものがあり、日

図1 気管チューブ

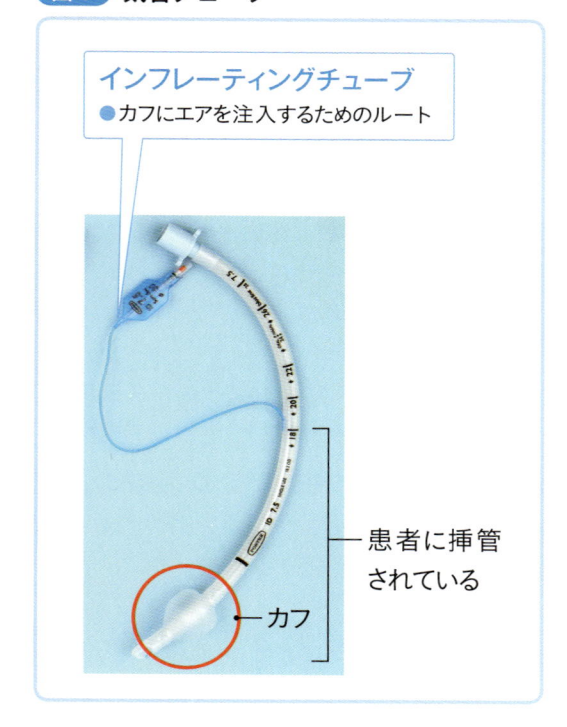

インフレーティングチューブ
● カフにエアを注入するためのルート

患者に挿管されている

カフ

本の文献では混乱して用いられていることがあるので留意しなければなりません（**図2**）。

〈引用文献〉
1. Orozco-Levi M, Torres A, Ferrer M, et al. Semirecumbent position protects from pulmonary aspiration but not completely from gastroesophageal reflux in mechanically ventilated patients. *Am J Respir Crit Care Med* 1995：1387-1390.
2. Seegobin R, van Hasselt G. Endotracheal cuff pressure and tracheal mucosal blood flow. In：Clin Res Ed, endoscopic study of effects of four large volume cuffs. *Br Med J* 1984：965-968.
3. Rello J, Sonora R, Jubert P, et al. Pneumonia in intubated patients：role of respiratory airway care. *Am J Respir Crit Care Med* 1996：111-115.
4. 宮本毅治, 卯野木健, 櫻本秀明, 他：気管挿管認定救命士における触診法によるカフ圧管理の検討. 日本呼吸療法医学会学術集会プログラム 2010：124.

図2　カフ圧の測定

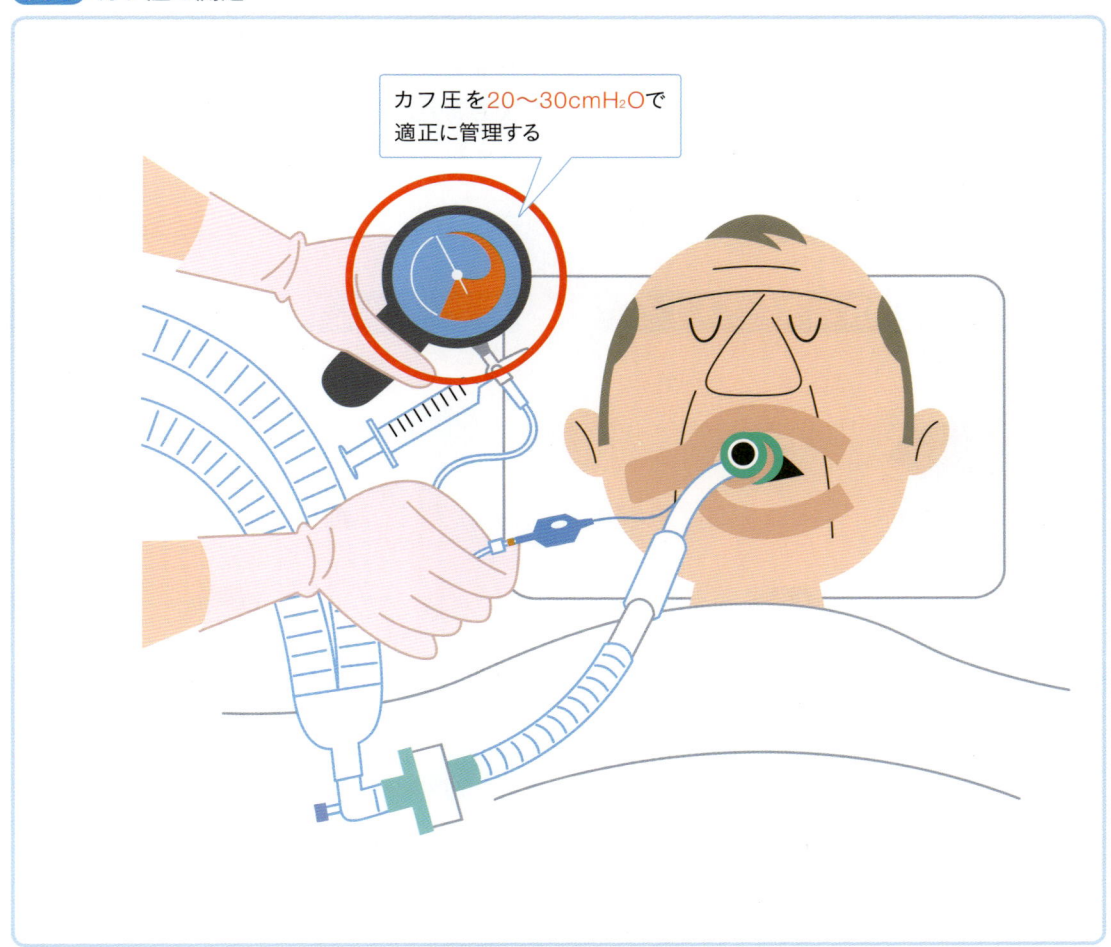

カフ圧を20〜30cmH₂Oで適正に管理する

Part 4 ● クリティカルケア

11 トイレッティングはルーチンでは行わない

卯野木 健

> **Point** 生理食塩液の注入により酸素化を低下させ、低酸素血症を誘発する危険性がある

1）トイレッティング施行後の酸素化低下を指摘する報告がある

吸引前に生理食塩液を気管内に注入するトイレッティング（図1）に関しては、その有用性を示すエビデンスは多くありません。いくつかの論文では、酸素化が低下することが示されています。

冠動脈バイパス術を受けた35人の患者を対象にした研究によると、5mLの生理食塩液注入を行った群では、行わなかった群と比べ<u>吸引後の混合静脈血酸素飽和度の最低値が有意に低く、また吸引前の値までの回復時間も有意に遅く、平均3.8分の時間差があった</u>と報告されています[1]。この他にも、<u>酸素化</u>

図1　トイレッティングの実際

❶ 少量の生理食塩液を注入する

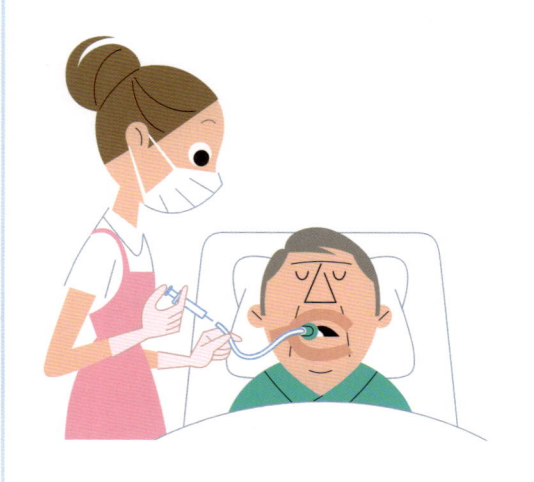

❷ 数回、換気を行う

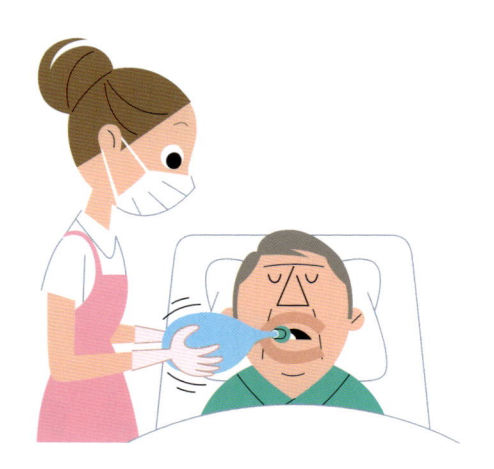

を悪化させるという報告がいくつか存在します[2]。そのため、トイレッティングは否定的な見解がもたれている部分があります。

2）VAP発生の抑制効果をもつ可能性も

しかし、近年の245人を対象にした無作為化比較試験では、生理食塩液の注入を行った群で**人工呼吸器関連肺炎（VAP）の発生率が10.8％であったのに対し、行わなかった群で23.5％と、有意に発生率が低下した**という報告[3]もあり、一概に生理食塩液の注入を否定することはできません。この研究では、定期的に気管チューブを洗浄することが、バイオフィルムの定着に影響を与えたのではないかと考察されています。

3）酸素化が悪化している患者への施行は推奨できない

現段階では、気管吸引前に生理食塩液を注入することを一律に禁止するだけのエビデンスはなく、生理食塩液の注入により低酸素血症となるため、酸素化が悪化している患者に行う場合は注意を要するというあたりが、言えそうなことではないでしょうか。

〈引用文献〉
1. Kinloch D. Instillation of normal saline during endotracheal suctioning : effects on mixed venous oxygen saturation. *Am J Crit Care* 1999 ; 8(4) : 231-240; quiz 241-242.
2. Ji YR, Kim HS, & Park JH. Instillation of normal saline before suctioning in patients with pneumonia. *Yonsei Med J* 2002 ; 43(5) : 607-612.
3. Caruso P, Denari S, Ruiz SAL, et al. Saline instillation before tracheal suctioning decreases the incidence of ventilator-associated pneumonia. *Crit Care Med* 2009 ; 37(1) : 32-38.

❸ 気管吸引を行う

生理食塩液の気管内注入のイメージ

（道又元裕, 編著：根拠でわかる人口呼吸ケア ベスト・プラクティス. 照林社, 東京, 2008：47.を参考に作成）

Part 4 ● クリティカルケア

12 ARDS患者に対しては、腹臥位療法をトライすることも

卯野木 健

> **Point** 期待されるのは酸素化の改善とドレナージ効果。
> ARDS患者に対してはトライする必要も

1）人工呼吸器管理中の患者の腹臥位療法

人工呼吸中、特に自発呼吸のない陽圧換気中の患者では、腹側の換気と比較し、背側の換気が悪化します。

人工呼吸を受け臥床している状態では、背側領域の血流は換気が低下している部分を通るため、十分な酸素化がなされないまま動脈血に流入し、動脈中の酸素分圧は低下します。この状態を「換気血流比不均等分布」といいます。

このような患者を腹臥位にすると、換気が低下した背側の換気が改善し、また、肺血流が再分布し、酸素化が改善します。また、仰臥位、陽圧換気で経過していると背側に気道分泌物が貯留するとされるため、腹臥位にすることによるドレナージ効果も期待されます。

酸素化が著しく悪化する、急性呼吸促迫症候群（acute respiratory distress syndrome: ARDS）の患者では、特に著明な酸素化の改善がみられることが報告されてきました[1]。そこで、積極的に腹臥位にするという管理法も生まれてきましたが、**エビデンス** 急性呼吸不全患者では予後には影響を与えないと報告されていました（重度の低酸素血症患者では予後が改善するのではないか、との示唆はありました）[2]。

2）ARDS患者に対する腹臥位療法では新しい知見も

しかし、近年、ARDS患者に対する腹臥位に関する新しい知見が発表されました[3]。その研究では、F_1O_2 0.6以上、PEEP 5cmH$_2$OでPaO$_2$が150mmHg以下という重症ARDS患者をランダムに腹臥位群とそうでない群に分け、予後を比較しました。その結果、**エビデンス** **28日生存率、90日生存率ともには腹臥位群で有意に高いという結果が得られました。**

「誰にでも腹臥位」ではありませんが、重症のARDS患者に対しては積極的に腹臥位をトライしてみる価値はありそうです。

<引用文献>
1. Pelosi P, et al. Effects of the prone position on respiratory mechanics and gas exchange during acute lung injury. Am J Respir Crit Care Med 157;1998 : 387-393.
2. Gattinoni L, et al. Effect of prone positioning on the survival of patients with acute respiratory failure. N Engl J Med 345 ; 2001: 568-573.
3. Guerin C, Reignier J, Richard JC, et al. Prone positioning in severe acute respiratory distress syndrome. N Engl J Med 2013 ; 368 : 2159-2168.

Part 4 ● クリティカルケア

13 人工気道チューブは定期的に交換しない

卯野木 健

> **Point** 人工気道（気管）チューブの再挿管は肺炎の独立した危険因子である

気管チューブの交換頻度と人工呼吸器関連肺炎（VAP）の関連性に関してはよくわかっていません。2005年のAmerican Thoracic Society（米国胸部学会：ATS）のガイドライン[1]では、挿管、再挿管を繰り返すことを避けること、という推奨が記載されているのみです。

1）有意に高い気管チューブ再挿管によるVAP発生率

エビデンス 再挿管が必要となった患者40人を対象としたケースコントロール研究[2]では、対照群のVAP発生率47%に対して、コントロール群では10%であったと報告されています。
エビデンス 性別や年齢など、さまざまな因子を調節した多変量解析でも、再挿管が独立した肺炎の危険因子であったことが示されています。

この研究は、再挿管を必要とした患者を対象とした研究であり、ルーチンの気管チューブの交換とは状況が異なると考えられますが、再挿管という手技自体がVAPの発生に影響を及ぼすことは想像に難くありません。

2）気管チューブ再挿管には慎重な適応判断を

言うまでもなく、再挿管は非常にリスクを伴う手技です。そのため、ルーチンに行うことで得られる利益が再挿管に伴うリスクを上回らない限りは、ルーチンに行う意義は少ないでしょう（表1）。

〈引用文献〉
1. American Thoracic Society ; Infectious Diseases Society of America. Guidelines for the Management of Adults with Hospital-acquired, Ventilator-associated, and Healthcare-associated Pneumonia. Am J Respir Crit Care Med 2005 ; 171(4) : 388-416.
2. Torres A, Gatell JM, Aznar E, et al. Re-intubation increases the risk of nosocomial pneumonia in patients needing mechanical ventilation. Am J Respir Crit Care Med 1995 ; 152(1) : 137-141

表1 人工気道チューブ交換の適応

1	分泌物の固着によるチューブ内腔の閉塞や狭窄
2	チューブの損傷や屈曲変形
3	カフの損傷
4	経鼻挿管時の副鼻腔炎、鼻腔の咽頭や圧迫損傷
5	経口または経鼻挿管で違和感が強い場合

浦部誉子：人工呼吸ケア ベスト・プラクティス．エキスパートナース11月増刊号 2005 ; 19(14) : 122. より引用

Part 4 ● クリティカルケア

14 VAP予防では"30度頭部挙上"が原則
でも、実行が難しい…

卯野木 健

エビデンスのあるケア
- VAP対策として頭部挙上を行うことで、胃からの逆流を予防できる

現場のやり方
1. 実際にどの程度頭部が挙上されているか、また遵守率を周知する
2. ベッド角度がすぐわかるようなガイドをつけるなど、行動にフィードバックできるような手段を検討する

1) VAP予防には頭部挙上が原則だが

人工呼吸器関連肺炎（VAP）の予防には、**頭部を挙上することで、胃から気管への逆流を予防**[1]**することが重要**であるとされ、人工呼吸患者90人を対象にした無作為化比較試験で、頭部挙上（45度）はVAPを減少させることが実証されています[2]。

これらの研究を受け、肺炎予防ガイドラインでは頭部を常に30〜45度に挙上することが推奨され[3]、Institute for Health-care Improvement（IHI、http://www.ihi.org/ihi）でも**VAP予防のための30度の頭部挙上が推奨**されています。

2) 遵守率をデータとして周知する

しかし、推奨があるにもかかわらず、なかなか頭部挙上が行えないことも示されています[4]。
遵守率が低い（スタッフが従わない）ケアには、何か問題（障壁：バリア）があるはずです。例えば、循環動態が不安定なために頭部を挙上できないのかもしれませんし、その重要性が理解されていないのかもしれません。

これらをどのように改善するかをチームで考えてみましょう。その指標になるのが、遵守率のデータです。**具体的にどの程度頭部挙上されているのかを、数値として出してみる**ことが大切です。

3) 行動改善につながる取り組みを検討

コンプライアンスに影響する要因や、要因間の関係に関しては、いくつかの概念枠組みが提案されています[5]。ここではできるだけ簡単な取り組みを紹介します。

まずは、自分たちの行為をフィードバックすることです。例えば、院長が電子メールで

図1 ベッド角度がわかるデバイスの工夫

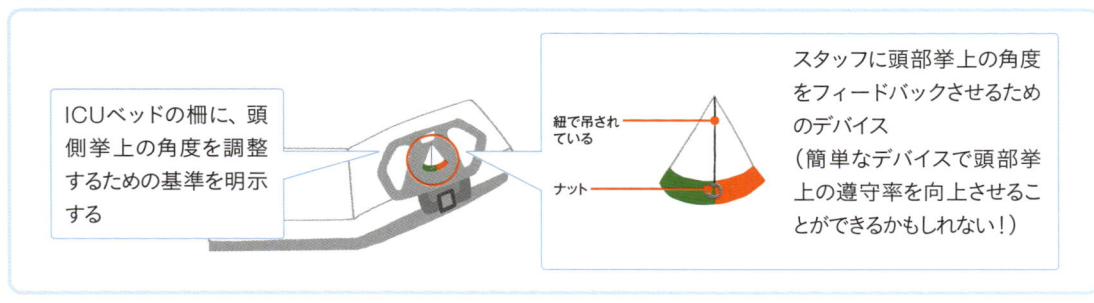

ICUベッドの柵に、頭側挙上の角度を調整するための基準を明示する

紐で吊られている
ナット

スタッフに頭部挙上の角度をフィードバックさせるためのデバイス
（簡単なデバイスで頭部挙上の遵守率を向上させることができるかもしれない！）

（文献6を参考に作成）

「30度以上の頭部挙上を行うよう」ICUスタッフに伝え、医師が指示を出した場合には、28度以上の頭部挙上を行う割合は23％。それが、ベッドの角度がわかるような簡単なデバイス（**図1**）をベッドにつけることで71.5％まで改善したという報告があります[6]。これは、スタッフはベッドの角度を過大評価、つまり30度に達していないけれど達していると考えてしまうことと、実際の角度をフィードバックすることが大切であることを示しています。

同様に、貼り紙や公式な手順を作成するだけではなく、実施に対するバリアを積極的に解消し、教育的なワークショップを行い、現在のコンプライアンスを適宜公開することで、遵守率の改善がみられたという報告もあります[7]。

スタッフにトップダウンで従わせようとするのではなく、なるべくスタッフが重要性を理解し、従おうとする（決まりを遵守するという意味の「コンプライアンス」という用語に対し、「アドヒアランス」と呼ぶ）ようにかかわることが大切であり、加えて、スタッフの実践をフィードバックすることが重要であるといえます。

〈引用文献〉

1. Torres A, Serra-Batlles J, Ros E, et al. Pulmonary aspiration of gastric contents in patients receiving mechanical ventilation : the effect of body position. *Ann Intern Med* 1992 : 540-543.
2. Drakulovic M, Torres A, Bauer T, et al. Supine body position as a risk factor for nosoccmial pneumonia in mechanically ventilated patients : a randomised trial. *Lancet* 1999 : 1851-1858.
3. Guidelines for the management of adults with hospital-acquired, ventilator-associated, and healthcare-associated pneumonia. *Am J Respir Crit Care Med* 2005 : 388-416.
4. van Nieuwenhoven C, Vandenbroucke-Grauls C, van Tiel F, et al. Feasibility and effects of the semirecumbent position to prevent ventilator-associated pneumonia: a randomized study. *Crit Care Med* 2006 : 396-402.
5. Gurses AP, Marsteller JA, Ozok AA, et al. Using an interdisciplinary approach to identify factors that affect clinicians' compliance with evidence-based guidelines. *Crit Care Med* 2010 : S282-291.
6. Williams Z, Chan R, Kelly E. A simple device to increase rates of compliance in maintaining 30-degree head-of-bed elevation in ventilated patients. *Crit Care Med* 2008 : 1155-1157.
7. Zack JE, Garrison T, Trovillion E, et al. Effect of an education program aimed at reducing the occurrence of ventilator-associated pneumonia. *Crit Care Med* 2002 : 2407-2412.

Part 4 ● クリティカルケア

15 せん妄に注意する
でも、見抜くのが難しい…どうする?

卯野木 健

エビデンスのあるケア
- せん妄は患者の予後に影響するため、看護師はできるだけ正しく見抜くことが期待される

現場のやり方
① ツールを用いたアセスメントを行い、極力、せん妄の状態を見逃さないようにする

1) 超急性期では、せん妄は「機能障害の一部」であるという考え方に

せん妄は、ケアするうえで"困ってしまう"だけでなく、在院日数や死亡率、退院後のQOLを含む患者の予後に影響を与えるものであるということが知られています。

例えば、人工呼吸器患者102人を対象にした検討では、せん妄患者22人のうち、生存したのは8人(全生存患者の14.5%)、死亡したのは14人(全死亡患者の35%)であったとし[1]、せん妄患者は死亡する可能性が高いことが示唆されています。

近年、超急性期においては、せん妄は多臓器不全症候群が脳に障害を及ぼしたものという考え方が広まっています。つまり、重症患者に起こる腎機能障害や肝機能障害と同様に、脳に機能不全を及ぼしたものとしてせん妄がとらえられるようになってきているのです。そのため、せん妄を正確に判定することが期待されています。

2) 特に「低活動性せん妄」を正確に判定することは難しい

しかしながら、せん妄を正確に判定することは難しいことが知られています。70歳以上の病棟患者を対象とした研究では、看護師がせん妄の症状を正しく認識できたのは、せん妄症状のうちたったの19%でした。この

ように、せん妄の症状を私たちは正しく理解していないことが多いのです。

よくある誤解ですが、せん妄は不穏症状を呈するとは限りません。せん妄の重要な症状は注意力が障害されることです。注意力の障害とは、何かに注意(意識)をはたらかせることが難しい状態で、医療従事者が言ったことを記憶しておくことが難しくなったり、理解することが難しくなることです。このような症状は、不穏を呈する患者にもみられるかもしれませんし、不穏を呈しない患者にもみられるかもしれません。

またせん妄には、活動が亢進する、いわゆる「過活動型のせん妄」以外に、うつ症状を呈する「低活動型のせん妄」があることも示されています。特にICUでは、せん妄患者のほとんどがこの低活動性せん妄に分類されます[2]。

低活動性せん妄の判定は難しいため、CAM-ICU(confusion assessment method for ICU)[3]やICDSC(intensive care delirium screening checklist)[4]といった、せん妄判定用のスクリーニングツールを使用して、定期的にせん妄の判定を行うことが推奨されています。

なお、CAM-ICUによる評価では、
①「急性の精神状態の変化、あるいは精神状態の変動」
かつ

②「注意力の欠如」
が確認され、さらに
③「整理されない思考」
または
④「意識レベルの障害」
のどちらかが陽性であれば、せん妄と判定されます。

ほとんどの患者では、CAM-ICUは、RASS（p.11参照）による鎮静評価と合わせて1～2分以内に評価を終了できるとされています[5]。

具体的な方法は、日本語版のマニュアルがインターネット上で配布されているので、参考にするとよいでしょう[6]。

ICDSCを**表1**[4]に示します。

3）せん妄のアセスメントとケアには不確定な点が多い

このように、アセスメントツールは複数存在し推奨されているものの、それらを使用し、定期的にせん妄の判定を行っている施設は少

表1 ICDSC（intensive care delirium screening checklist）
- このスケールはそれぞれ8時間のシフトすべて、あるいは24時間以内の情報に基づき完成される
- 明らかな徴候がある＝1点、アセスメント不能あるいは徴候がない＝0点で評価する
- それぞれの項目のスコアを、対応する空欄に「0」または「1」で入力する
- 合計点が4点以上の場合、せん妄と評価する

1.意識レベルの変化 (A)反応がないか、(B)なんらかの反応を得るために強い刺激を必要とする場合は、評価を妨げる重篤な意識障害を示す。もし、ほとんどの時間が、(A)昏睡あるいは(B)昏迷状態である場合、ダッシュ（―）を入力し、それ以上評価を行わない。 (C)傾眠あるいは、反応までに軽度ないし中等度の刺激が必要な場合は意識レベルの変化を示し、1点である。 (D)覚醒、あるいは容易に覚醒する睡眠状態は正常を意味し、0点である。 (E)過覚醒は意識レベルの異常ととらえ、1点である。	
2.注意力欠如 会話の理解や指示に従うことが困難。外からの刺激で容易に注意がそらされる。話題を変えることが困難。 これらのうち、いずれかがあれば1点。	
3.失見当識 時間、場所、人物の明らかな誤認。 これらのうち、いずれかがあれば1点。	
4.幻覚、妄想、精神異常 臨床症状として、幻覚あるいは幻覚から引き起こされていると思われる行動（例えば、空をつかむような動作）が明らかにある。現実検討能力の総合的な悪化。 これらのうち、いずれかがあれば1点。	
5.精神運動的な興奮あるいは遅滞 患者自身あるいはスタッフへの危険を予防するために、追加の鎮静薬あるいは身体抑制が必要となるような過活動（例えば、静脈ラインを抜く、スタッフをたたく）。活動の低下、あるいは臨床上明らかな精神運動遅滞（遅くなる）。 これらのうち、いずれかがあれば1点。	
6.不適切な会話あるいは情緒 不適切な、整理されていない、あるいは一貫性のない会話。出来事や状況にそぐわない感情の表出。これらのうちいずれかがあれば1点。	
7.睡眠/覚醒サイクルの障害 4時間以下の睡眠、あるいは頻回な夜間覚醒（医療スタッフや大きな音で起きた場合の覚醒を含まない）。ほとんど1日中眠っている。 これらのうち、いずれかがあれば1点。	
8.症状の変動 上記の徴候あるいは症状が24時間のなかで変化する（例えば、その勤務帯から別の勤務帯で異なる）場合は1点。	

数かと思います。おおむね勘に頼りながらせん妄の判定をしているのが現状です。

また、使用が推奨されてはいるものの、**せん妄の判定をルーチンに行うと患者の予後が変わるというデータは、現在のところみられません。**

ルーチンに行うことで、いままで見逃していたせん妄の患者を発見し、それをふまえたケアを行うことが可能になるかもしれません。とはいえ、それらのケアが患者の予後を改善するのかに関しても、はっきりわかっていません。

現在までの知見をまとめると、私たちはせん妄を見逃し続けていることは確かであること。それらはスクリーニングツールをルーチンに使うことでかなり発見できることがわかっていることです。しかし、ルーチンのせん妄評価を行ったとしても、患者の予後が変わるかはわかっていないのが現状です。

〈引用文献〉

1. Lin S, Liu C, Wang C, et al. The impact of delirium on the survival of mechanically ventilated patients. *Crit Care Med* 2004 : 2254-2259.
2. Pandharipande P, Cotton BA, Shintani A, et al. Motoric subtypes of delirium in mechanically ventilated surgical and trauma intensive care unit patients. *Intensive Care Med* 2007 : 1726-1731.
3. Ely E, Inouye S, Bernard G, et al. Delirium in mechanically ventilated patients : validity and reliability of the confusion assessment method for the intensive care unit (CAM-ICU). *JAMA* 2001 : 2703-2710.
4. Bergeron N, Dubois M, Dumont M, et al. Intensive Care Delirium Screening Checklist: evaluation of a new screening tool. *Intensive Care Med* 2001 : 859-864.
5. Soja S, Pandharipande P, Fleming S, et al. Implementation, reliability testing, and compliance monitoring of the Confusion Assessment Method for the Intensive Care Unit in trauma patients. *Intensive Care Med* 2008 ; 34 : 1263-1268.
6. Vanderbilt Univercity Medical Center : ICUのためのせん妄評価法(CAM-ICU)トレーニング・マニュアル. http://www.mc.vanderbilt.edu/icudelirium/docs/CAM_ICU_training_Japanese.pdf(2013.8.8アクセス)

Part 5

摂食・嚥下ケア

編集：浅田美江

Part 5 ● 摂食・嚥下ケア

1 誤嚥を予防するための姿勢は、座位ではなく体幹角度30度＋頸部前屈である

浅田美江

> **Point** 「座位」よりも安全な姿勢が明らかに。
> 重力を利用して誤嚥しにくくなる体位にする

1）安全な食事摂取の体位は「座位」とは限らない

「食事は座って食べるほうが安全」という価値観は、広く浸透しています。

確かに、人間が最も自然に食事摂取できる姿勢は、座位です。また座位には、以下の利点があります[1]。
① 積極的に嚥下しない限りは食塊が口腔内にとどまり、不意に咽頭に流れ込みにくい
② 食塊を嚥下できない場合には、開口することにより容易に食塊を口腔外に出すことができる

しかしながら、摂食・嚥下障害により誤嚥のリスクが高い患者にとっては、必ずしも安全な食事姿勢が座位とは限らないのです。

2）「体幹姿勢の調節」により、嚥下機能の低下を代償する

近年、"体幹姿勢の調節により嚥下機能の低下を代償する（代わりに補う）方法"が、国内で積極的に行われています。その妥当性を裏づけるものとして、以下のような報告があります。

才藤ら[2]は、脳血管障害等により摂食・嚥下障害が疑われた患者26人に対し、嚥下造影（videoflucography：VF）を用いた評価により体幹姿勢の調節による誤嚥の頻度を比較しています。その結果、**「座位」よりも「体幹角度30度や60度に後傾」した姿勢のほう**が、誤嚥の危険を減少させたことを報告しています。

また藤島ら[3]は、脳血管障害による球麻痺と仮性球麻痺患者による重度嚥下障害のある2事例へのVFによる検証を行い、**「体幹角度30度仰臥位・頸部前屈位」**が、誤嚥量の減少と食塊の咽頭への送り込みを改善するうえで有効であったと述べています。

さらにLarnertら[4]は、嚥下反射惹起が遅れ、誤嚥性肺炎を繰り返す3～10歳の脳性麻痺児5人に対し、VFを用いて「座位」と「体幹角度30度・頸部前屈位」との嚥下状態の比較をしています。その結果、**後者の姿勢では5人すべての誤嚥の危険性を減少させた**という報告がされています。

3）なぜ体幹の後傾が、誤嚥予防に有効？

体幹の後傾には、重力がはたらく方向を変化させる効果があります（図1）。

口腔内において、座位では、食塊の移動方向が口腔内で"ほぼ水平"であるのに対し、体幹を後傾した姿勢では、"咽頭後壁に向けて"重力がはたらきます。これにより食塊は、舌運動に加え重力の作用により、咽頭へ移動することになります。すなわち、重力が舌運動の低下を代償するわけです。

一方、咽頭では、座位において"垂直方向"に作用していた重力が、体幹の後傾により"咽頭後壁方向"に向けてはたらくことにな

ります。そのため、食塊の咽頭到達に対する嚥下反射惹起の遅れや咽頭への食塊残留がみられる場合であっても、量が少ない限りは食塊が咽頭内にとどまることになり、食道の上方に位置する気管側へは入りにくくなると考えられています[1,2]。

ただし、"粘性の低い液体"では、「体幹角度30度」のほうが「座位」よりも、食塊の咽頭到達に対して嚥下反射惹起が有意に遅れて誤嚥をきたしやすいという報告があります[5]。同報告において、"ゼリー"では各姿勢間での嚥下反射惹起に差がみられていないことから、体幹角度の後傾を必要とする症例では、合わせて食形態の調整を行うことが重要といえます。

〈引用文献〉
1. 藤島一郎：脳卒中の摂食・嚥下障害, 第2版. 医歯薬出版, 東京, 1998：88-95.
2. 才藤栄一, 他：嚥下障害のリハビリテーションにおけるvideofluorographyの応用. リハ医学 1986；23(3)：121-124.
3. 藤島一郎, 他：脳卒中後嚥下障害の摂食訓練に体位の選択がきわめて有用であった症例. 臨床リハ 1993；2(7)：593-597.
4. Larnert G, Ekberg O. Positioning improves the oral and pharyngeal swallowing function in children with cerebral palsy. *Acta Paediatr* 1995；84(6)：689-692.
5. 山口優実, 他：物性の違いとリクライニング位による嚥下動態の検討. 耳鼻 2010；56(補2)：S133-137.

図1 座位と体幹後傾姿勢における重力方向と食塊の流れの違い

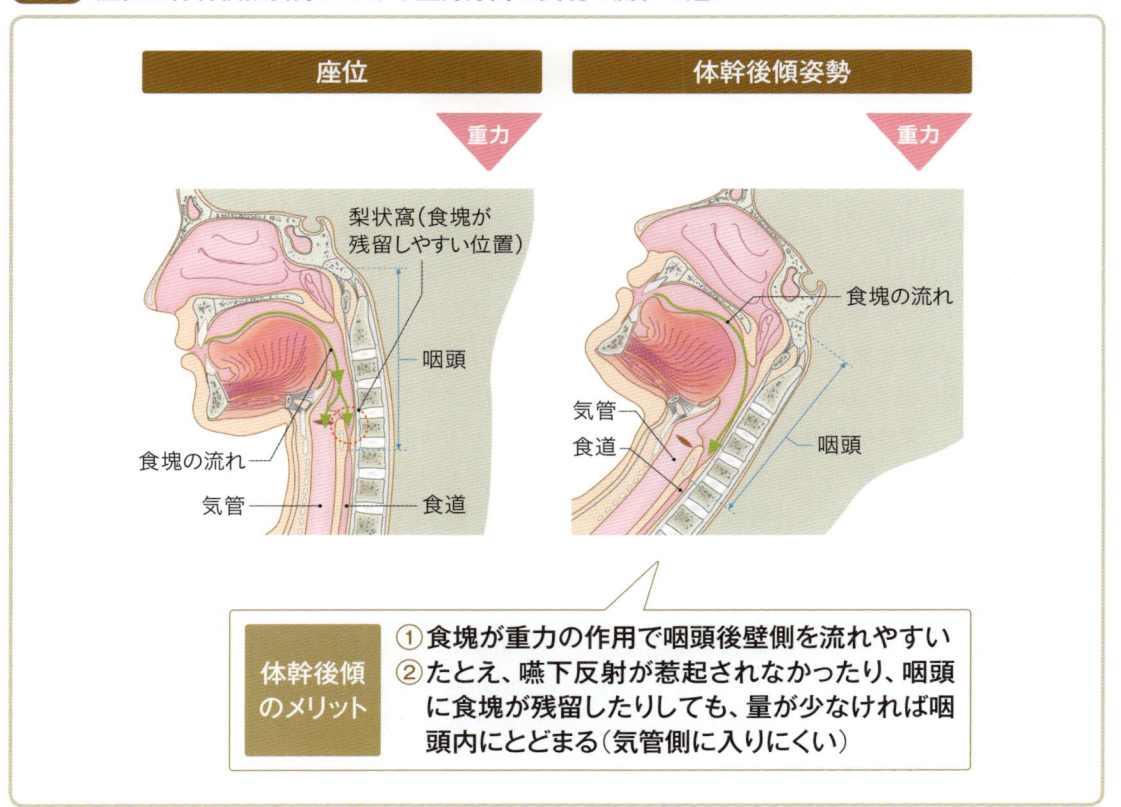

座位 / 体幹後傾姿勢

重力

梨状窩（食塊が残留しやすい位置）
咽頭
食塊の流れ
気管
食道

食塊の流れ
気管
食道
咽頭

体幹後傾のメリット
① 食塊が重力の作用で咽頭後壁側を流れやすい
② たとえ、嚥下反射が惹起されなかったり、咽頭に食塊が残留したりしても、量が少なければ咽頭内にとどまる（気管側に入りにくい）

Part 5 ● 摂食・嚥下ケア

2 嚥下しやすい食形態として、きざみ食は適切ではない

浅田美江

> **Point** 嚥下しやすい食形態は「密度が均一でまとまりやすく、付着しにくい」。きざみ食はこの点で向かない

1）"嚥下食に対応"という病院のなかでも、約6割がきざみ食を提供

日本療養病床協会栄養・摂食管理委員会が行った717病院を対象とした実態調査[1]では、摂食・嚥下障害に対応した食事を提供している施設の割合は6割を上回ると報告されています。

また、そのうち6割近くの病院では、軽度の摂食・嚥下障害患者に対する第1選択として、きざみ食や超きざみ食を提供していたということです。

しかしながら、きざみ食は、摂食・嚥下障害患者にとって本当に安全な食形態といえるのでしょうか。

2）きざみ食は「まとまりが悪く食塊形成が難しい」「状態に差がある」

きざみ食は、常食や軟食の副菜をきざむことにより、咀しゃくが不十分でも飲み込めるような形態に調整した食事の総称です。

きざみ食は"咀しゃく機能を補う"ためには有効ですが、==まとまりが悪いために食塊形成が難しく、誤嚥等の誘因となる危険性が指摘==されています[2]。また、「きざみ食」という同一名称を使っていても、それぞれの施設により食形態の物性特徴、すなわち硬さ・大きさ・粘度等に隔たりがあることが問題視されています[3]。

これに対し、==嚥下しやすい食形態としては、食塊の密度が均一で凝集性が高く、付着性が低く、変形性が大きいものが有利==とされています[4]。

厚生労働省は、特別用途食品の一角として、「嚥下困難者用食品」の許可基準を示しています（表1）。この基準からみても、きざみ食が嚥下しやすい食形態とは言い難いのです。

3）"きざみ"だけでなく、"とろみ"を加えるとよい

高橋ら[5]は、きざみ食に見立てた4mm大のゲル試料（小麦でん粉と寒天を固形化したもの）に、山芋粉を用いてまとまりをもたせたゾル試料（サラダオイル状、プレーンヨーグルト状、マヨネーズ状に調整）を加えた「ゲル－ゾル混合食物」について、若年正常者を対象に官能評価と嚥下造影（VF）による飲み込みやすさの比較をしています。その結果、官能評価では、粘性が低く流動性の高いサラダオイル状のものに比べ、他の2種類のゲル－ゾル混合食物は口中で感じる==まとまりやすさ、飲み込みやすさが有意に良好==であったことが示されています。さらにVFでは、ゾルの粘性が高くなるにつれて、中咽頭から下咽頭までの移動速度と嚥下反射惹起のタイミングが遅くなる傾向にあったこと、咽頭残留が起こりにくかったことを報告しています。

すなわち、嚥下反射惹起遅延や咽頭残留をきたしやすい嚥下障害患者にとっては、きざみ食よりも、きざみ食にとろみをつけてまとまりをもたせた形態のほうが食べやすいということです。

高齢者が急増する現在、病院・施設で提供

される食事形態の質向上と施設間での格差是正が求められています。少しでも安全な食事を提供するために、嚥下食提供体制の整備が重要です。

〈引用文献〉
1. 星野和子：栄養管理実施加算及び摂食・嚥下障害等に関する実態調査結果報告. 日本療養病床協会 栄養・摂食管理委員会, 2007. http://jamcf.jp/enquete/enquete071022nutrition.pdf(2013.2.7アクセス)
2. 大越ひろ：経口摂取困難な患者への安全な食品の物性. 日本病院会雑誌 2000；47(6)：99-108.
3. 小城明子, 他：給食施設における摂食機能の低下を考慮した食種の標準化を目的とした食形態および適応の現状分析. 日摂食嚥下リハ会誌 2011；15(1)：14-23.
4. 才藤栄一, 向井美惠監修：摂食・嚥下リハビリテーション, 第2版. 医歯薬出版, 東京, 2007；13-27.
5. 高橋智子, 他：とろろを用いたゲルーゾル混合系食物の物性, 食べやすさ, および咽頭相における嚥下動態. 日摂食嚥下リハ会誌 2010；14(3)：201-211.

表1 嚥下困難者用食品の許可基準

規格*	許可基準Ⅰ	許可基準Ⅱ	許可基準Ⅲ
硬さ(N/m²)**	$2.5×10^3〜1×10^4$	$1×10^3〜1.5×10^4$	$3×10^2〜2×10^4$
付着性(J/m³)	$4×10^2$以下	$1×10^3$以下	$1.5×10^3$以下
凝集性	0.2〜0.6	0.2〜0.9	—
備考	●均質なもの(例えば、ゼリー状の食品)	●均質なもの(例えば、ゼリー状またはムース状等の食品) ●ただし、許可基準Ⅰを満たすものを除く	●不均質なものも含む(例えば、まとまりのよいおかゆ、やわらかいペースト状、またはゼリー寄せ等の食品) ●ただし、許可基準Ⅰまたは許可基準Ⅱを満たすものを除く

＊常温および喫食のめやすとなる温度のいずれの条件であっても規格基準の範囲内であること
＊＊一定速度で圧縮したときの抵抗

"許可基準"のポイントから考えても、きざみ食は嚥下困難者には向かない

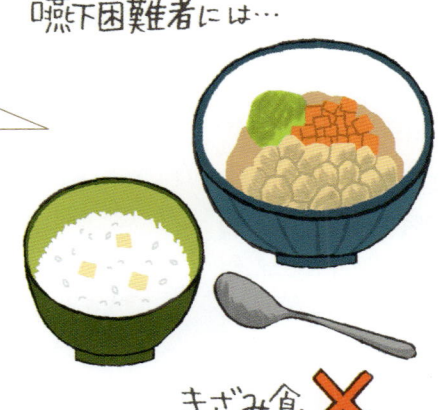

嚥下困難者には…

きざみ食❌

Part 5 ● 摂食・嚥下ケア

3 経腸栄養剤の半固形化栄養法は合併症予防に有効
でも実施が難しい…どうする？

三鬼達人

エビデンスのあるケア
- 半固形化栄養法は、液体の経腸栄養剤に比べ、下痢や胃食道逆流などの合併症予防に適している[3-6]

現場のやり方
1. 経鼻胃チューブでは、低粘度の市販の半固形化栄養剤や、とろみ調整食品など、半固形化した経腸栄養剤をカテーテルチップで投与すると注入しやすい
2. チューブタイプのPEGカテーテルでは、どの半固形化栄養法でも実施しやすい
3. ボタン式タイプのPEGカテーテルでは、5,000cP程度の粘度が注入しやすい

1）半固形化栄養法のエビデンス

液体の経腸栄養剤を胃内に注入したときに、胃腸管内は通常の食事摂取とは異なる環境となり、それが下痢や胃食道逆流症（gastroesophageal reflux disease：GERD）を引き起こす要因となることが指摘されています[1]。

通常、ヒトが行う固形物の栄養摂取方法では、口腔内で咀しゃくし唾液と混和することにより、半固形化状で胃内に送っています。そして、胃内に運ばれた食物は、胃の生理的なはたらきによる「貯留」「攪拌」、そして「排出機能」により十二指腸に送られます[2]。

エビデンス
したがって、栄養物摂取時の胃の生理的なはたらきを促すためには栄養剤を半固形化して投与する方法が適しており、液体の経腸栄養剤に比べ、下痢や胃食道逆流などの合併症を予防できます[3-6]。

半固形化栄養法は、臨床の現場でその効果が発揮されます。しかし、導入にあたって躊躇してしまう人が多いのも現実です。その理由として、「注入に手間と時間を要する」「この症例にはこの粘度をといった基準がない」「複数ある方法から、どれを選択し実施した らいいかわからない」などがあります。半固形化栄養法には、粘度調整食品やとろみ調整食品を利用する方法、寒天や市販の半固形化栄養剤[*1]を使用する方法があります（**表1**）。

この項では注入経路別（経鼻胃チューブ、胃瘻）に、臨床での現状や工夫について述べます。

2）経鼻胃チューブから半固形化栄養剤を注入する場合

8Frなどの細い経鼻胃チューブの場合は、あらかじめ半固形化されたものを注入するには、たいへんな手間と労力を要します。したがって、注入時の負担を考え、一部のとろみ調整食品（表1-②-a）や粘度調整食品（表1-③）を利用した方法を選択します。これらは経腸栄養剤を液状で注入し、胃内で半固形化させる方法なので、比較的容易に注入が可能です。

特にネオハイトロミール®Ⅲを用いた半固形化栄養剤の投与について、注意点とともに**図1**に示します。

注入時に抵抗が強い場合は、小さめの容量の30mLカテーテルチップを使用します。内

[*1]【半固形化栄養剤】半固形化栄養剤は、日本静脈経腸栄養学会編『静脈経腸栄養ガイドライン―第3版』において、「半固形化流動食」という用語に統一することが推奨されている。

筒が滑りにくくなる場合は、オリーブ油を投与前に塗っておくと容易に注入できます。

　この方法は、胃切後の患者や栄養チューブの先端が十二指腸のトライツ靱帯を超えた位置で留置している場合には不適応です。また、胃液分泌抑制効果のあるプロトンポンプインヒビターを服用している患者では注意が必要です。

3）胃瘻から半固形化栄養剤を注入する場合

　PEGカテーテルは、その形態から体表面において「チューブタイプ」と「ボタン式タイプ」の2種類があります。

　チューブタイプのPEGカテーテルでは、20Fr以上の太さがあれば、基本的に表1のどの方法でも実施可能です。

　しかし、ボタン式タイプのPEGカテーテルでは接続部が細いため、高粘度の栄養剤では注入が困難となります。市販の半固形化栄養剤は、低粘度（2,000cP）から高粘度（20,000cP）のものや、水分量に配慮したものまで多様なバリエーションがあります。5,000cP程度の製品が多く市販されているように、ボタン式タイプのPEGカテーテルでは、一般的にこ

表1　半固形化栄養法の素材ごとの方法

カテゴリー	代表的な商品名	特徴
①寒天	●かんてんクック ●手づくりぱぱ寒天	●寒天を沸騰させ寒天溶解液をつくり、そこに経腸栄養剤を混ぜて溶解し、冷蔵庫で半固形化する方法
②とろみ調整食品	a：胃内で半固形化 ●ネオハイトロミール®Ⅲ	●経腸栄養剤に添加し、液状の状態で投与することで、胃内で半固形化する ●経腸栄養剤に含まれるタンパク質と胃酸、キサンタンガムを反応させて半固形化する方法
②とろみ調整食品	b：経腸栄養剤を半固形化 ●トロミパーフェクト ●トロメイク ●トロミクリア	●経腸栄養剤に添加し、半固形化状にした状態で胃内に投与する方法
③粘度調整食品	●ジャネフ®REF-P1	●粘度調整食品を投与し、引き続き経腸栄養剤を注入すると胃内で半固形化する ●経腸栄養剤に含まれる遊離カルシウムとペクチンを反応させて半固形化する方法
④ゼリー用食品	●イージーゲル®	●経腸栄養剤に①液（ペクチンなど）と②液（乳酸カルシウム液）を添加し、半固形化状にした状態で胃内に投与する方法
⑤濃厚流動食用固形化補助食品	●リフラノン® ●ソフティア®iG ●ソフティア®ENS	●濃厚流動食品専用の半固形化補助食品 ●半固形化状にした状態で胃内に投与する方法
⑥市販の半固形化栄養剤	●メディエフ®プッシュケア（2,000cP） ●ハイネゼリー®（6,000cP） ●カームソリッド®（10,000cP） ●ピージー®ソフト™EJ（20,000cP）	●低粘度（2,000cP）から高粘度（20,000cP）のもの、水分量に配慮したものまで多様なバリエーションがある

（②とろみ調整食品 a欄に注記）経鼻胃チューブからの投与方法は図1に解説

※粘度の値は、いずれもメーカー表示の数値。各メーカーによって粘度の測定条件が異なる

の程度の粘度の半固形化栄養剤が使用しやすいと考えられています。

ただし、GERD予防には高粘度のものを選択する必要があります。こちらは注入に力がいるので、PG加圧バッグ（日本メディカルネクスト株式会社）などを使用すると投与が容易になります。

*

半固形化栄養法は、注入に際し一定の手間や労力が生じます。しかしながら、下痢やGERDなどの合併症予防にとどまらず、短時間で注入できるため、患者のQOL向上、リハビリテーション時間の確保、介護者の負担軽減などの利点にもつながります。現場で工夫して取り入れていただきたいものです。

〈引用文献〉
1. Haynes-Johnson V. Tube feeding complications Causes,prevention,and therapy. Nutritional Support Services 1986；6：17-24.
2. 合田文則, 名古将太郎, 橋本康子：食塊の粘稠度が胃瘻栄養中の患者の胃食道逆流や胃内容貯留排出機能に与える影響. 静脈経腸栄養 2006；28(1)：109-112.
3. 爲季清和：粘度調整食品REF-P1と経腸栄養剤メイバランス1.5を用いた胃食道逆流に伴う誤嚥性肺炎の予防効果. 静脈経腸栄養 2008；23(2)：263-266.
4. 金岡俊治, 小松建次, 溝渕健介：粘度調整食品を用いた経腸栄養の胃食道逆流に伴う誤えん性肺炎の予防と患者のQOLに対する長期的影響. 静脈経腸栄養 2005；20(1)：65-69.
5. 永口美晴, 幣憲一郎：経腸栄養法のピットフォール・増粘剤と胃内での変化. 臨床栄養 2007；110(6)：696-701.
6. 伊藤由妃, 今高多佳子, 小林一信：とろみ剤を用いた半固形経腸栄養剤と寒天を用いた固形経腸栄養剤の物性比較. 静脈経腸栄養 2006；21(3)：77-83.

〈参考文献〉
1. 合田文則：胃瘻からの半固形短時間摂取法ガイドブック—胃瘻患者のQOL向上をめざして—. 医歯薬出版, 東京, 2006.
2. 三鬼達人, 馬場 尊：細いチューブからでも検討できる半固形化栄養法. エキスパートナース 2009；25(9)：32-37.
3. 東口髙志監修：PEGからNGチューブまでできる！ 半固形化栄養法ガイドブック：メディカ出版, 大阪, 2012.

図1　とろみ調整食品（ネオハイトロミール®Ⅲ）を活用した経鼻胃チューブからの投与

❶経腸栄養剤への添加時

経腸栄養剤の種類
- 半消化態栄養剤で、使用されているタンパク質が、カゼインや大豆タンパクの製品を使用。乳清（ホエー蛋白）では、十分な増粘効果が得られない

状況別のとろみ調整食品の添加量
- 筆者らの検討では、ネオハイトロミール®Ⅲを使用した場合、経腸栄養剤に対して0.5～1％程度の添加量で効果が得られることが判明している
- 短時間注入や下痢予防：ネオハイトロミール®Ⅲを0.5％程度添加
- GERD予防：ネオハイトロミール®Ⅲ1％程度添加

❷投与時
- 経鼻胃チューブの径：経鼻胃チューブのサイズは、嚥下運動の妨げになりづらく、違和感が少なく細くて軟らかい8Fr程度のチューブを選択することが望ましい
- 注入スピード：注入量約500mLを15～20分ほどで全量を注入する

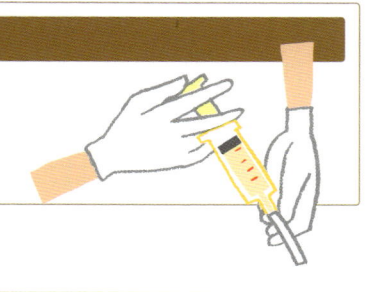

Part 5 ● 摂食・嚥下ケア

4 口腔ケアは有効
でも、用品の選択・使用方法がわからない…どうする？

田中さとみ

> **エビデンスのあるケア**
> ● 口腔ケアは、誤嚥性肺炎の予防のためにも有効であることが示されている[1-4]

> **現場のやり方**
> ① 染色液を用いて、歯垢の付着度を確認しながら教育を行う
> ② 口腔ケア用品の取り扱いと、口腔ケアの手順を明示する
> ③ ベッドサイドで患者に合わせた方法を解説し、スタッフの実践結果を示してフィードバックする

1）口腔ケアに関するエビデンス

社会の高齢化に伴い、入院患者に占める誤嚥性肺炎の割合は増加傾向にあり、その予防が患者のQOL向上のために重要な課題となっています。

なかでも、口腔ケアは、誤嚥性肺炎予防のために有効であることが認知されてきています。特に、**プラークコントロールが咽頭の細菌構成を改善し、発熱や肺炎発症率を減少させたという専門的口腔ケアの介入の成果**や[1-3]、**口腔粘膜の保湿ケアによる湿潤維持が口腔内乾燥状態を改善し、微量誤嚥による発熱を減少させた報告**[4]が知られています。

看護師は、このような口腔ケアの必要性・重要性は認識しているものの、実際には、プラークコントロールや粘膜ケアなどが十分に実施できていないのが現状だと思います。その理由には、「歯ブラシや歯間ブラシなどを使用した機械的なプラーク除去についての知識不足があること」「口腔内保湿剤製品が多種類発売されており、選択に難渋すること」「保湿剤の上へ保湿剤を上塗りするなど、いつどのような方法で使用するかを十分理解しないまま使用していること」などが挙げられます。また、急な入院ですぐに物品を準備できない環境があることも、口腔ケアの早期介入を遅延させている要因だと考えます。

看護師が、口腔ケアを意識してプラークコントロールや口腔粘膜ケアを早期に効果的に実施できるようにするには、以下のような工夫が考えられます。

2）染色液で歯垢の付着度を確認して学習する

新人研修や、経年別教育の専門コースの一環として、歯頸部のプラークコントロールについて実際に染色液で自分たちの口の中の歯垢を染色し、その付着度を確認します。

また、染色した後に歯磨きを実施してその残色具合を確認し、歯ブラシの材質や大きさについて、"スポンジブラシではなく、歯ブラシを用いて"機械的に歯頸部を中心に磨くことの方法や重要性を学習します。

3）ケア用品の取り扱いと手順を明示

保湿剤製品については、各医療施設で取り扱っている製品の特徴・適応・使用方法を表にして、いつでもスタッフが確認できるようにします。

また、保湿剤を口腔ケアの前後でどの部位に使用するかがわかるように、口腔ケアの基本的な流れを示す写真入りの手順表（**図1**）を作成し、ベッドサイドで確認できるようにします。さらに、試供品をボックスに入れて、いつでも使用できるようにしておきます。急な入院で口腔ケア用品が準備できない時期には、これらの物品を使用することで、口腔ケアがいつでも可能となり、患者への早期介入につながると考えます。

4）ベッドサイドでの現場教育

　ベッドサイドでは、現場教育を実施します。患者により残歯数などが違うため、適した歯ブラシの材質・磨き方など、具体的な方法を実施し、見学してもらいます。また、保湿剤をケア前に必ず使用し、口角の亀裂防止や粘膜の損傷防止への理解を深めます。
　そして、スタッフの実践結果を看護の成果として、写真や口腔内水分含有値の変化をデータにまとめ、スタッフにフィードバックします。

＊

　口腔ケアのエビデンスを現場で浸透させるための工夫が、それぞれの現場で安全でより効率的・効果的にできる方法を実践していくために必要とされます。
　「知識不足」「技術不足」「製品の環境調整不足」の何が問題となるのかを明確にし、ケア

図1　口腔ケアの基本的な流れ

❶義歯を外す
1. 義歯を取り外し、流水下で洗う
2. 研磨剤入りの歯磨き剤は使用しない
3. ブリッジの部分もよく磨く
4. 磨いた後、装着時に保湿剤を塗布する
5. 夜間は水につけておく
6. 1週間に1〜2回は、洗浄剤につける

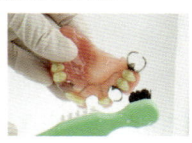

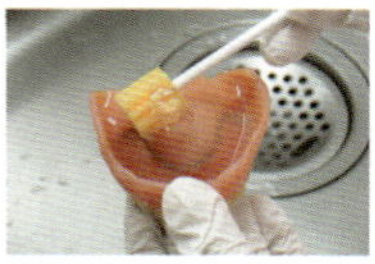

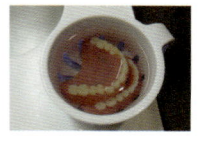

❷加湿

保湿ジェルの場合
1. 指の付け根にジェルをつけ、指の腹で伸ばす
2. 口唇に塗布する
3. 口腔内粘膜に塗布する

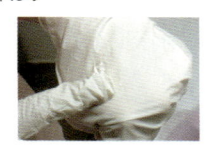

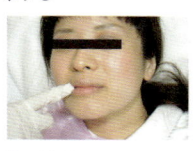

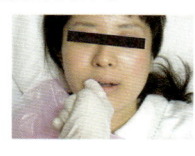

スプレータイプの場合
1. スプレーする

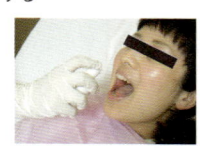

洗口液に保湿剤が含まれている場合
1. 液をガーゼまたはスポンジブラシに含ませ清拭する

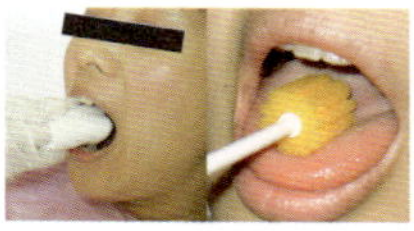

❸歯磨き
1. 毛先が細く、やわらかめのもので、2本の歯を磨ける大きさのものを選定する
2. 歯頸部（赤く染まっている部分）をていねいに磨く
3. 必要時はデンタルフロス、歯間ブラシを使用する

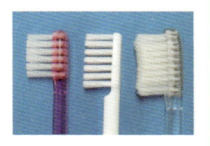

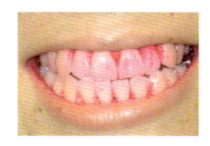

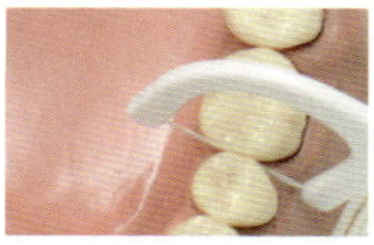

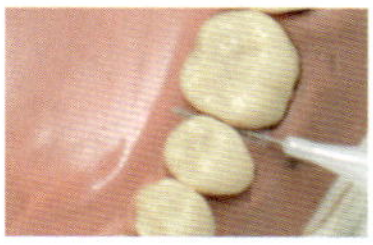

の継続性を考えた内発的動機づけができる実践可能な工夫が大切です。

　1人でも多くの患者が、気持ちよく満足した口腔内を維持でき、食べる・話すなどその人らしさが取り戻せるよう、努力をしていきたいものです。

〈引用文献〉
1. 弘田克彦, 他：プロフェッショナル・オーラル・ヘルス・ケアを受けた高齢者の咽頭細菌数の変動. 日本老年医学会雑誌 1997；34(2)：125-129.
2. 米山武義, 他：要介護高齢者に対する口腔衛生の誤嚥性肺炎予防効果に関する研究. 日本歯科医学会誌 2001；20：58-68.
3. 足立三枝子, 他：専門的口腔清掃は特別養護老人ホーム要介護者の発熱を減らした. 老年歯学 2000；15(1)：25-30.
4. 須藤英一, 他：当特別養護老人ホームにおける口腔ケア介入の効果〜保湿ジェルの使用経験〜. 日本老年医学会雑誌 2008；45(2)：196-201.

❹ 粘膜ケア

① スポンジブラシに水をつけ、絞る

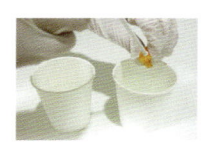

② 保湿剤を塗布する

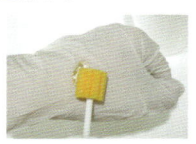

③ 口腔粘膜を清拭する

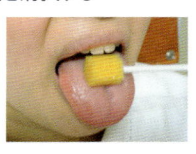

④ 汚れをコップ内で落とす

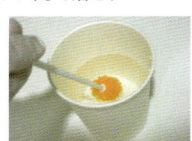

⑤ 汚れを落としながらストレッチをする

⑥ 舌のケアは奥から前へ

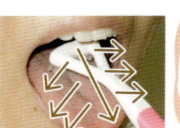

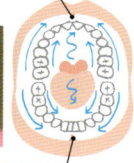

上唇小帯
下唇小帯

❺ 汚水の回収

● 口腔内をスポンジブラシや歯ブラシで刺激すると、唾液や汚水が出てくる
● 咽頭ケアとして、咽頭部も吸引する

① ガーゼで清拭する

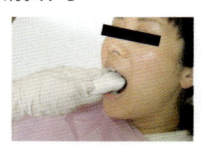

② スポンジブラシで清拭する

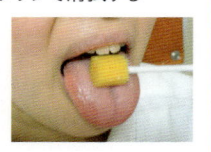

③ 吸引付きブラシなど使用する

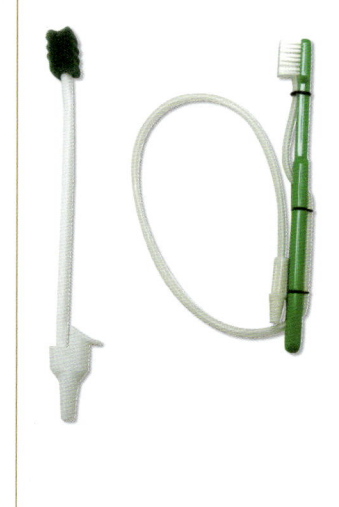

❻ 保湿

● 口腔内環境を常時整えておくことが、汚れの付着予防、粘膜保護になる

保湿剤などを使用する場合

① 指の付け根にジェルをつけ、指の腹で伸ばす

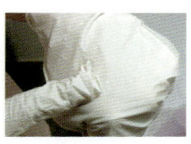

② 口腔内粘膜に塗布する

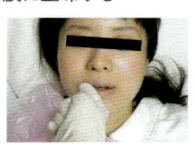

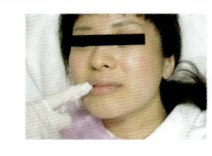

③ 口唇に塗布する

マスクの使用

① 口呼吸や開口している患者へマスクを使用する

頻回な保湿

① 患者訪問ごとに、スプレータイプのもので保湿する

Part 6

糖尿病看護

編集：瀬戸奈津子

Part 6 ● 糖尿病看護

1 血糖コンロトールは責任インスリンを意識する

大倉瑞代、瀬戸奈津子

> **Point** スライディンスケールでは、かえって血糖値が不安定になることが明らかに

1）スライディングスケールは"後追い"の調節

スライディングスケールとは、測定した血糖値に合わせ、投与するインスリン量をそのつど決定する方法です。しかし、血糖値を後追いで調節するため、かえって血糖値を不安定にすることが明らかになっています。

血糖値は、食事量・内容、活動量、ストレス等に影響され、それに応じてインスリンの必要量も変化します。その影響を考慮せずに、"その時点"の血糖値でインスリン量を調節しても、血糖値は安定しません。スライディングスケールを用いると、図1に示すイメージのように結果的に血糖値が不安定になります。

また、スライディングスケールは、糖尿病ケトアシドーシス、高血糖高浸透圧昏睡、シックデイや手術後等、患者の状態が変化しやすい急性期に適応されます。食事（経腸栄養）摂取量が不安定なときは、食事摂取量による血糖値への影響を加味し、さらなるインスリン量調節が必要になる場合があります。そのため、指示が煩雑で、患者や看護師が実施する際にインシデントを誘発しやすいとの指摘もあります。

図1 スライディングスケールによる血糖値変動のイメージ

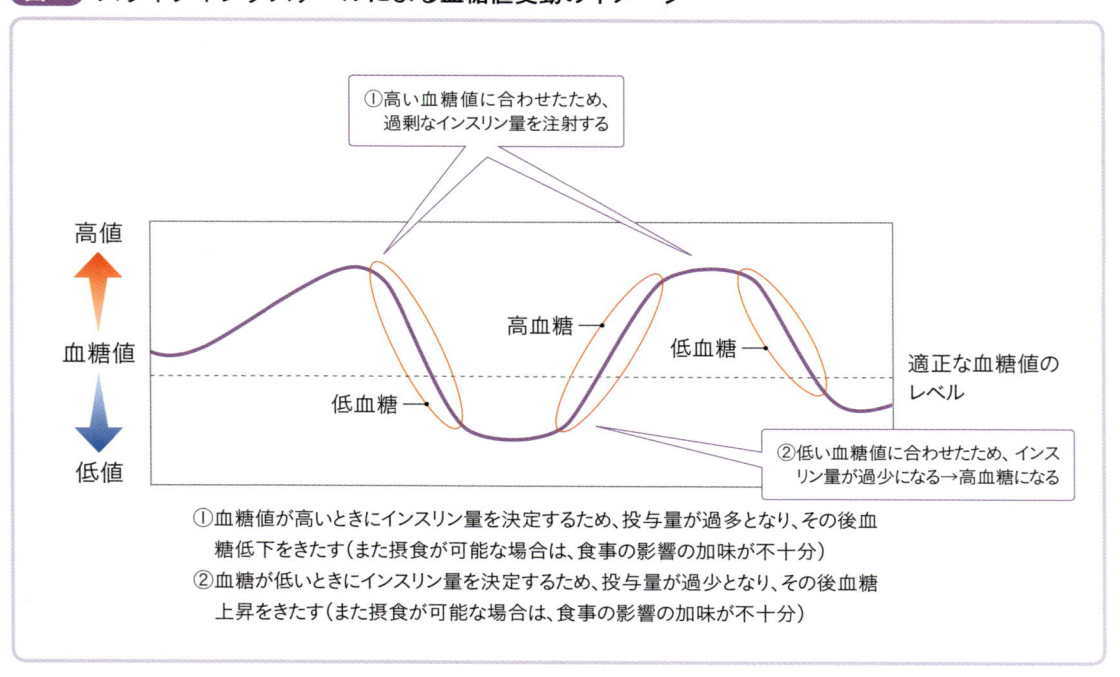

①高い血糖値に合わせたため、過剰なインスリン量を注射する

高値 ↑ 血糖値 ↓ 低値

高血糖 → 低血糖 →
低血糖 →

適正な血糖値のレベル

②低い血糖値に合わせたため、インスリン量が過少になる→高血糖になる

①血糖値が高いときにインスリン量を決定するため、投与量が過多となり、その後血糖低下をきたす（また摂食が可能な場合は、食事の影響の加味が不十分）
②血糖が低いときにインスリン量を決定するため、投与量が過少となり、その後血糖上昇をきたす（また摂食が可能な場合は、食事の影響の加味が不十分）

2）責任インスリンという考え方が主流に

近年、血糖コントロールについて、責任インスリンという考え方が主流になってきています。これは、血糖値に影響を及ぼしているインスリンを調節する方法であり、低・高血糖に対し、"その時点"でのインスリン量を増減させるのではなく、その血糖値に影響を及ぼしている"責任インスリン（1つ前のインスリン）"を調節します。

例えば、インスリンを朝・昼・夕・眠前に注射している場合、朝の低血糖は、前日の夕食時または眠前のインスリンが影響している（＝責任インスリン）と考えます。そこで、夕食時または眠前のインスリンを減量することによって、低血糖をなくすようにします（図2）。

しかしながら、責任インスリンの考え方は依然として臨床では浸透していません。いわゆる急性期にある患者には、スライディングスケールが適応となりますが、食事摂取が可能になり、摂取量が安定してきたにもかかわらず、延々とスライディングスケールを継続しているケースが多々見られるようです。血糖コントロールをめざすなら、"責任インスリン"の考え方に則ったアセスメントを忘れないようにしましょう。

〈参考文献〉
1. Marion JF. A CORE Curriculum for Diabetes Education 5th ed, Diabetes Management Therapies, Pattern Management of Blood Glucose. *American Association of Diabetes Educators* 2003：213-245.
2. 日本糖尿病学会編：糖尿病治療ガイド2010. 文光堂, 東京, 2010：60-73.
3. 河盛隆造, 岩本安彦編：糖尿病最新の治療2010～2012. 南江堂, 東京, 2010：115, 253.
4. 内潟安子：インスリンの使い方. 臨床研修プラクティス 2008；5(3)：52-67.
5. 貴田岡正史, 他：インスリン療法最前線. 肥満と糖尿病 2007；6(4)：592-593.

図2 責任インスリンで考える血糖値変動のイメージ

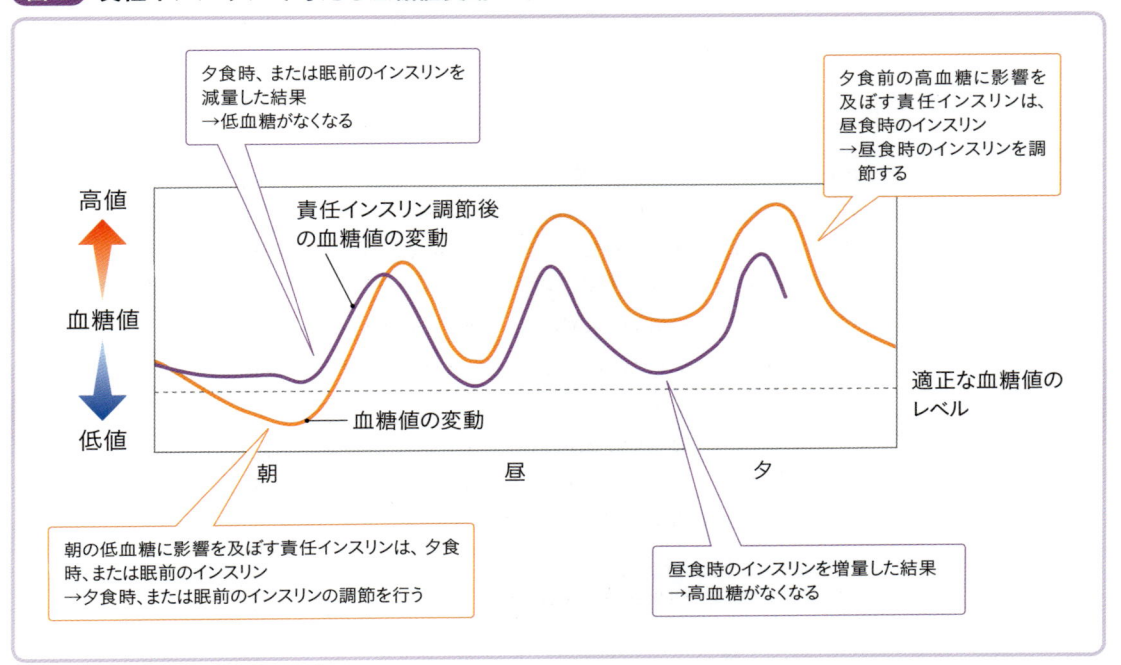

Part 6 ● 糖尿病看護

2 "インスリン分泌能検査"の結果を確認しながら、糖尿病ケアを進める

大倉瑞代、瀬戸奈津子

> **Point** 「空腹時血中Cペプチド」「尿中Cペプチド」
> 「空腹時血中インスリン」を合わせて検討することが必要

1) 糖尿病ケアにはインスリン分泌能のアセスメントが重要

　糖尿病とは、インスリンの作用不足により、慢性的に血液中のブドウ糖濃度が上昇している状態です。インスリンの作用不足の原因には、膵臓のインスリン分泌能の低下と、インスリン抵抗性の増大（インスリンの効きが悪くなる）の2つがあります。日本人は、欧米人に比べてインスリン分泌低下やインスリン分泌遅延が認められ、肥満がなくても糖尿病になりやすいといわれています。

　したがって、糖尿病の治療では、インスリン依存状態（生存のためにインスリン投与が必要な状態）か、非依存状態（インスリン治療が「不要」、または「高血糖是正」に必要な状態）か、といった患者のインスリン分泌能低下の状態とインスリン抵抗性の状態を把握することが治療方針の決定に重要になります。

　看護師の援助を考えるにあたっても、個々の患者のインスリン分泌能をアセスメントすることが重要になります。表1に、主なインスリン分泌能検査を示します。

2) 患者の身体状況を把握しながらケアを進める

　臨床では、インスリン治療に拒否的な患者に、インスリン治療からの離脱を試みたものの、食事療法や運動療法の効果がみられず、

表1 主なインスリン分泌能の検査項目

検査項目	基準値	特徴
空腹時血中Cペプチド	●インスリン非依存状態：1.5～2.0ng/mL ●インスリン依存状態：0.5ng/mL以下	●インスリン分泌能の指標となる ●膵臓がインスリンをつくるときにできる副産物であり、身体がつくっているインスリン量を反映する ●注射されたインスリンは反映されない
尿中Cペプチド	●インスリン非依存状態：60～90μg/日 ●インスリン依存状態：20μg/日以下	●インスリン分泌能を測定する ●24時間蓄尿し、検体を採取する ●腎機能低下患者は低値となる
空腹時血中インスリン	●基準値：1.84～12.2μU/mL	●血液中のインスリン量を測定し、インスリン分泌能を推定する ●インスリン注射を行っている場合は、注射されたインスリンも測定されるので参考にならない

※その他、75g経口ブドウ糖負荷試験、グルカゴン負荷試験では、負荷前後のインスリン分泌反応の状態を検査する

結果的に患者を追い詰め、燃えつき状態にさせてしまうケースがしばしばあります。インスリン治療からの離脱がうまくいかなかった患者にインスリン治療を再導入する際には、患者は自己管理がうまくいかなかったと挫折感を抱く事態になりかねません。

看護師は、患者のインスリンの分泌能検査結果に基づいて身体状態をアセスメントし、インスリンが必要である患者には、「インスリンの受け入れ」「安全で適切な手技」「インスリン注射を日常生活に取り入れるための援助」を行う必要があります。

また、高血糖状態に反応しインスリン分泌が過剰になっている患者に、**高血糖状態に応じてインスリンを増加すると、体重の増加やインスリン抵抗性を増長させる**（エビデンス）ので、生活状況の見なおしが必要になります。

また、高血糖による糖毒性（高血糖状態によりインスリンの分泌が阻害されたり、インスリン感受性が低下したりする状態）により、インスリンの分泌が一時的に低下している患者もいるので、継続的なアセスメントが求められます。

看護師は患者の身体状態をアセスメントし、生活スタイルに合わせ、患者の"がんばり"が最大限の効果を出せるように、自己管理能力を引き出す援助を行うことが大切です。そのため、インスリン分泌能検査値の把握は不可欠です。

〈引用文献〉
1. 日本糖尿病学会編：糖尿病治療ガイド2010. 文光堂, 東京, 2010：11-35.
2. 河盛隆造, 岩本安彦編：糖尿病最新の治療2010〜2012. 南江堂, 東京, 2010：43-46.
3. 日本糖尿病学会編：科学的根拠に基づく糖尿病診療ガイドライン2010. 南江堂, 東京, 2010：7-29.
4. 大阪府臨床検査技師会糖尿病療養指導部会, 編：糖尿病検査らくらく入門. メディカ出版, 大阪, 2009：71-75.
5. 石田 均：日本人ではどのタイミングでインスリン治療に切り替えるべきか. 糖尿病診療マスター 2009；7(3)：261-266.

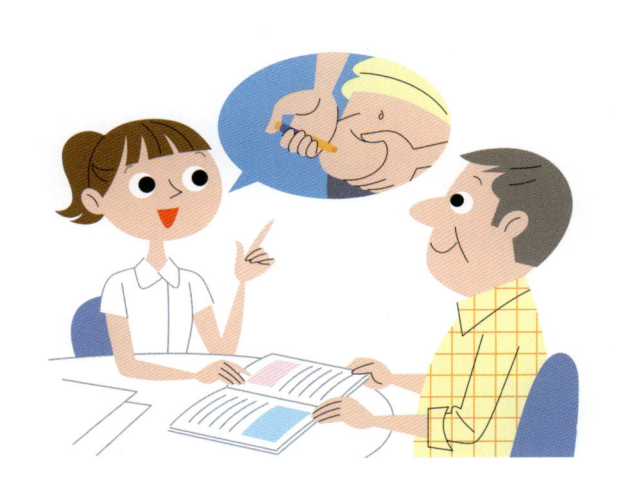

Part 6 ● 糖尿病看護

3 "BOT療法"により、生活に合わせてインスリン注射時間を選択できる

大倉瑞代、瀬戸奈津子

> **Point** ［基礎分泌に持効型溶解インスリン］＋［追加分泌に経口血糖降下薬］という、QOLの高い方法が選択されるように

1）糖尿病の薬物療法に対する考え方が変わってきた

　糖尿病の薬物療法の進歩に伴い、患者個人の病態や生活スタイルに合わせた薬物療法が可能になりました。

　以前のように、経口血糖降下薬が無効になってはじめてインスリンを導入する、インスリン切り替え時に経口血糖降下薬を中止するといった、薬物療法が一概に適用されるわけではなくなってきています。むしろ、高血糖で疲弊した膵臓β細胞を休ませ、インスリン分泌能を回復させるために、早期から積極的にインスリンを使用するケースが増えています。

　インスリンは、いったん導入すると一生続けなければならない糖尿病の最終的な治療という解釈ではなくなり、高血糖のときに一時的に使用し、血糖値がコントロールできるようになれば離脱できるものとして考えられるようになりました。インスリン製剤そのものも改良され、患者個人の生活スタイルに合わせ、使い分けが可能になってきています。

2）経口血糖降下薬とインスリンを併用するBOT療法

　BOT（basal support oral therapy）とは、インスリン基礎分泌をインスリン（自己注射）で補い、各食事に必要な追加インスリンを経口血糖降下薬で補う治療法です。

効果持続時間が長い持効型溶解インスリン（商品名ランタス®、レベミル®）を使用するため、たいてい1日1回の注射で十分となります。1日1回の注射なので、患者の自己注射に対する抵抗感は比較的小さく、注射時間は患者の都合のよい時間を選ぶことが可能です。

　例えば、仕事が多忙である患者の場合、日中は経口血糖降下薬を使用し、帰宅後就寝前にインスリン注射を行うことができます（**事例1**）。また、インスリン自己注射のサポートが不十分である高齢者の場合、看護師が訪問する時間、近医に通院可能な時間、家族が自宅にいる時間に合わせることが可能です（**事例2**）。

　また、経口血糖降下薬も、作用する臓器、作用機序等により、種類が増えてきています。看護師は、患者の身体状態、ライフスタイルを把握しながら、QOL向上に貢献することが大切です。そのためには、最新の知識をベースにした患者の治療選択の自己決定支援、セルフケアの援助が求められます。さらに、治療法が多種多様になったことから起こりうるインシデント防止のためにも、常に最新の知識を得ている必要があります。

〈参考文献〉
1. 河盛隆造、岩本安彦編：糖尿病最新の治療2010～2012. 南江堂, 東京, 2010：131-133.
2. 日本糖尿病学会編：科学的根拠に基づく糖尿病診療ガイドライン2010. 南江堂, 東京, 2010：65-75.

事例1　日中の仕事が多忙な患者AさんのBOT療法

追加　内服薬による食事のための追加インスリンの補充（経口）
- 営業職なので、昼食・夕食は時間が不規則、外食も多い
- 内服薬なら財布に入れて持ち歩ける。人目を気にせず服用できる

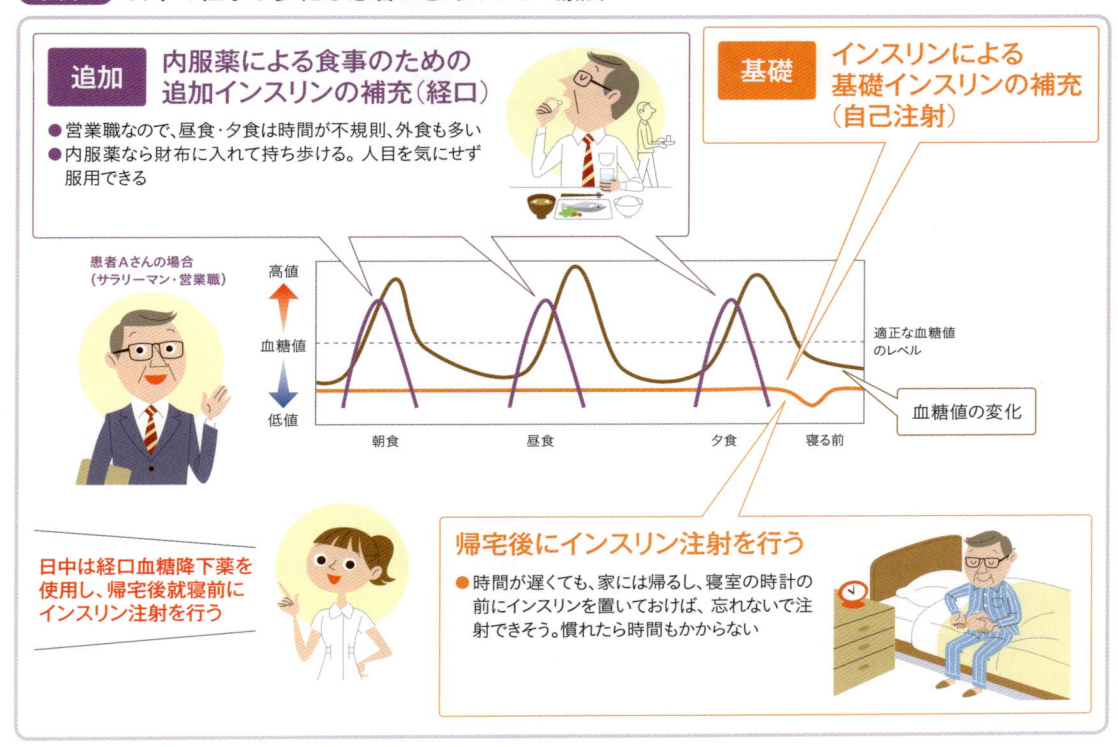

基礎　インスリンによる基礎インスリンの補充（自己注射）

患者Aさんの場合（サラリーマン・営業職）

高値／血糖値／低値　　朝食　昼食　夕食　寝る前
適正な血糖値のレベル
血糖値の変化

日中は経口血糖降下薬を使用し、帰宅後就寝前にインスリン注射を行う

帰宅後にインスリン注射を行う
- 時間が遅くても、家には帰るし、寝室の時計の前にインスリンを置いておけば、忘れないで注射できそう。慣れたら時間もかからない

事例2　独居高齢の患者BさんのBOT療法

追加　内服薬による食事のための追加インスリンの補充（経口）

基礎　インスリンによる基礎インスリンの補充（自己注射）

患者Bさんの場合（高齢者）

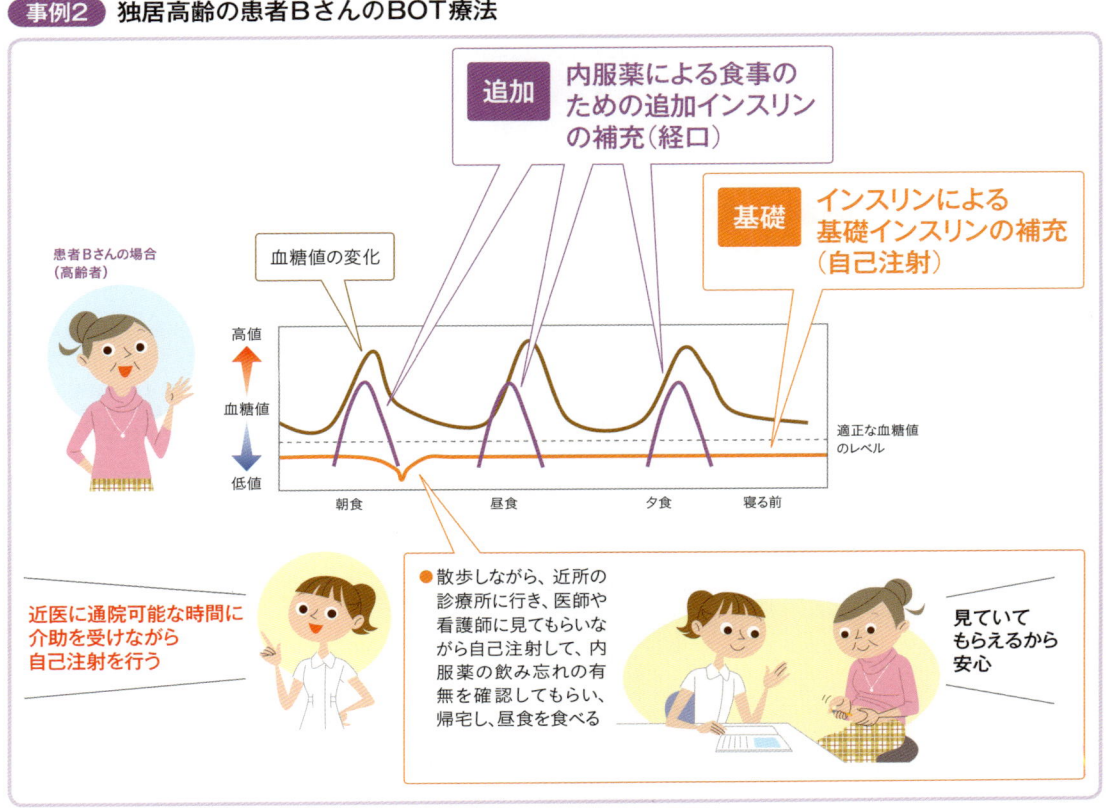

血糖値の変化
高値／血糖値／低値　　朝食　昼食　夕食　寝る前
適正な血糖値のレベル

近医に通院可能な時間に介助を受けながら自己注射を行う

- 散歩しながら、近所の診療所に行き、医師や看護師に見てもらいながら自己注射して、内服薬の飲み忘れの有無を確認してもらい、帰宅し、昼食を食べる

見ていてもらえるから安心

Part 6 ● 糖尿病看護

4 糖尿病足病変ハイリスク患者へ予防的フットケアを行う

大倉瑞代、瀬戸奈津子

Point 足病変のリスクに合わせて、フットケア計画を考える

1）予防的フットケアにより糖尿病足病変の発症を防ぐ

　糖尿病患者の慢性合併症として糖尿病足病変があります。糖尿病足病変のベースには、「糖尿病神経障害による知覚の低下」「下肢の動脈硬化による血流障害」「血糖のコントロール不良による易感染状態」があります。

　臨床では、外傷に気づかずに治癒が遅延し、感染を伴い、潰瘍・下肢切断に至るケースが依然としてみられます。原因となる外傷は、靴ずれ、爪切りや胼胝削りなどの自己処理、冬季の暖房器具使用による低温熱傷など、予防可能と考えられるものが多く挙げられます。つまり、糖尿病患者には足病変発症の予防的なフットケアが必要であり、特に糖尿病足病変ハイリスク患者に重点的に提供することが重要になります。

　予防的フットケアの内容は、爪切りや胼胝削り等の実際のケアの提供だけでなく、フットケアのセルフケア教育、血糖コントロールのための教育を合わせて提供することが長期的にみて効果的であるといえます。

2）足病変のリスクをアセスメントし、フットケアを計画する

　臨床では、どの施設でも糖尿病患者が増加傾向にあり、看護師が、すべての患者に爪切りや胼胝削りなどのケアを実施することは、他の業務との兼ね合いからも不可能に近いと感じているのではないでしょうか。

　そのような状況では、看護師は、まず糖尿病患者の足病変のリスクをアセスメントする必要があります。そしてリスクの状態に合わせ、フットケアを計画し、実施することが大切です（表1、2）。

　糖尿病患者へのフットケアは、"糖尿病合併症管理料"という名称で診療報酬算定が可能です。「糖尿病が重篤な患者には身体状態のケアを重点的に提供する」「身体状態が比較的に軽症でセルフケアが可能な患者には、セルフケア教育を重点的に提供する」というような、患者の身体や合併症の状態、リスクの状態に合わせたケアの内容の調整が合併症管理、重症化予防につながります。

〈引用文献〉
1. 糖尿病足病変に関する国際ワーキンググループ編：インターナショナルコンセンサス. 糖尿病足病変. 医歯薬出版, 東京, 2000；29-43, 68-74.

〈参考文献〉
1. 日本糖尿病学会編：糖尿病看護フットケア技術, 第2版. 日本看護協会出版会, 東京, 2009；40-83：176-183.
2. 日本糖尿病学会編：糖尿病治療ガイド2010. 文光堂, 東京, 2010：82.
3. 日本糖尿病学会編：科学的根拠に基づく糖尿病診療ガイドライン2010. 南江堂, 東京, 2010：115-125.
4. 河盛隆造, 岩本安彦編：糖尿病最新の治療2010～2012. 南江堂, 東京, 2010：213-215.

表1 足病変のリスクとフットケア計画

足病変のリスク	フットケア計画
糖尿病神経障害による知覚低下のある足	**目標：観察による傷の早期発見** ● 鏡の使用、着用後の靴下の体液・血液汚染の観察など、足観察のセルフケア方法を工夫する
血流障害により傷の治癒遅延の可能性が高い足	**目標：外傷の予防** ● 靴ずれ予防、胼胝形成の予防のため、靴・中敷きを調整する ● 爪切り、胼胝削り、暖房器具の使用など、外傷のリスクが高いセルフケアを行うときに、ヤスリの使用・靴下の着用などセルフケア方法を工夫する
セルフケアが困難な患者の足	**目標：セルフケアの自立と依存のバランスの調整** ● 患者が行うセルフケアの不十分な部分を家族・医療者が補う ● 患者の足のリスク状態に合わせ、援助の間隔を調整する（足病変のリスクに合わせた検査の間隔は**表2**参照）

足病変のリスクに合わせてフットケアを計画し、合併症管理、重症化予防につなげよう

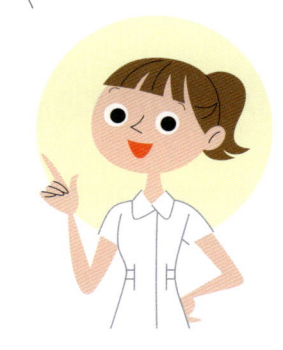

表2 足病変のリスクに合わせた検査の間隔

足病変のリスク	検査の間隔
知覚神経障害・血流障害がない	1年に1回
知覚神経障害がある	半年に1回
知覚神経障害、血流障害がある、または足変形	3〜6か月に1回
切断・潰瘍の既往（最もハイリスク）	1〜3か月に1回

（文献1より引用）

Part 6 ● 糖尿病看護

5 血糖自己測定（SMBG）は効果的なタイミングで行い血糖コントロールに生かす

水野美華

Point HbA1cの目標達成と同様に食後血糖値の管理は重要である

1）測定した血糖値について患者とともに考え、治療や療養に生かす

糖尿病患者の治療目標の第一は血糖コントロールであり、**SMBG**（self-monitoring of blood glucose：血糖自己測定）は、患者が日々の療養行動を行ううえで、血糖値に与える影響を客観的に振り返ることができる1つの手段となっています[1]。インスリン治療中の患者[*1]については、血糖自己測定が保険制度上認められており、患者自身が1〜4回/日の血糖測定を行っています。血糖値は漫然と測定するのではなく、治療や療養に生かせるようなタイミングで測定することがカギとなります。

測定した血糖値については、設定した目標よりも高かったり低かったりするのであれば、どのような要因によるものなのかを明らかにするために、要因となりうることに関する状況について患者に尋ねるようにします[2]。それらの情報をもとに、食事や運動、あるいはインスリン注射を含む薬物療法による調整など、患者が実践可能な具体策について、患者とともに考えていきます。

2）食前よりも食後の血糖値が重要視されてきている

従来から食前血糖測定がルーチンで行われていますが、昨今、食後高血糖が心血管疾患のリスクとして注目されていることや、食後血糖値の急激な上昇を抑えることが、HbA1c[*2]の目標値を達成することと同様に重要であることを示唆するエビデンスが増えてきています[3]。

患者が日々行っている血糖測定を、治療や療養に生かして血糖コントロールが改善されるようサポートしてくことが重要です。

〈引用文献〉
1. International Diabetes Federation：IDF Guideline on self-monitoring of blood glucose in non-insulin treated type 2 diabetes. 2008：14.
2. Linekin PL. Diabetes pattern management：the key to diabetes self-management and glycemic control. *Home Healthc Nurse* 2002；20(3)：168-177.
3. Sorkin JD, Muller DC, Fleg JL, et al. The relation of fasting and 2-h postchallenge plasmaglucose concentrations to mortality：data from the Baltimore Longitudinal Study of Aging with acritical review of the literature. *Diabetes Care* 2005；28(11)：2626-2632.

＊1 2009年から2010年にかけて発売された、インクレチン製剤についても保険適用となっている。
＊2 HbA1c（ヘモグロビンA1c）1〜2か月間の血糖値の平均で、糖尿病患者の血糖コントロール目標は6.9％未満（NGSP値：国際標準値）とされている。

6 糖尿病妊婦のケアにおいて大切なことは母体の血糖コントロールである

兵頭裕美

> **Point** 母体の血糖コントロールが周産期合併症に大きく影響する

1) 糖尿病合併妊娠と妊娠糖尿病

妊娠前から糖尿病がある場合を「糖尿病合併妊娠」、妊娠中に初めて発見または発症した糖尿病に至っていない糖代謝異常を「妊娠糖尿病（GDM[*1]）」と呼びます。GDMには、妊娠時に診断された明らかな糖尿病は含めません。妊娠糖尿病の診断基準は表1のとおりです。

2) 心理面への配慮

糖尿病合併妊娠では、妊娠により血糖コントロール目標が変更となり、それまで行っていた療養方法も変わってきます。一方、妊娠糖尿病妊娠では疾患を受容し、血糖自己測定や食事・運動療法、必要に応じてインスリン自己注射も受け入れて生活スケジュールを組み立てることになります。

どちらもの場合も、生まれてくる子どもや自分に対する不安を抱えています。個々の病態・生活に合わせて必要な指導を行いながら、少しでも不安を軽減させるようなかかわりが重要です。

3) 血糖コントロールで周産期合併症を予防する

妊娠中の女性に母体の異常な血糖上昇や、胎児の高インスリン血症を呈する耐糖能障害があると、巨大児・新生児低血糖、母体の妊娠高血圧症候群などさまざまな周産期合併症の原因となります（図1）。また、胎児期の栄養状態や出生時体重は、児のその後の生活習慣病発症リスクと密接な関係があることが、近年の疫学研究から明らかになっています（表2）。

なお、血糖コントロールは、妊娠してからではなく妊娠前から厳密に行う必要があります。計画妊娠を考慮する際には、内服薬・GLP-1作動薬で治療している場合、胎盤を通して胎児への影響が考えられるため、インスリン療法に切り替えなければなりません。妊娠中期以降は、いずれにしても必要に応じて血糖自己測定やインスリン自己注射を行い、血糖の正常化をめざします（表3）。

表1 妊娠糖尿病の診断基準

●75g経口ブドウ糖負荷試験（OGTT[*2]）で以下のいずれかを満たす場合

空腹時血糖値	92mg/dL以上
1時間値	180mg/dL以上
2時間値	153mg/dL以上

[*1]【GDM】＝gestational diabetes mellitus、妊娠糖尿病。
[*2]【OGTT】＝oral glucose tolerance test、経口ブドウ糖負荷試験。

図1　妊娠の進行と合併症の出現

合併症の原因	母体合併症	妊娠中の時期	胎児・新生児合併症
基本的な病態 食事による異常な エネルギー摂取状態 　↓ 　高血糖 　　↓ 　　高インスリン血症 →→→		**＜第1三半期＞** 受精〜妊娠12週ごろ	先天奇形 自然流産 早発の胎児発育遅延
糖尿病の合併症 網膜症 腎症 冠動脈疾患 →→→ 神経障害 低血糖 感染症 　腎盂腎炎 　腟炎・子宮頸管炎	妊娠高血圧症候群 早産 羊水過多症 糖尿病性ケトアシドーシス 非免疫性劇症1型糖尿病	**＜第2三半期＞** 妊娠13〜24週ごろ	巨大児 　胎児臓器の肥大 慢性低酸素血症
		＜第3三半期＞ 妊娠25週ごろ〜分娩	死産
	難産 軟産道損傷 帝王切開分娩	**＜分　娩＞**	分娩損傷
	＜中高年＞ 2型糖尿病		**＜新生児＞** 新生児呼吸窮迫症候群 （RDS[*1]） 低血糖 低カルシウム血症 多血症 高ビリルビン血症 **＜幼児期・成人＞** 肥満 2型糖尿病 中枢神経系の発達遅延

（文献2より一部改変）

表2　出生体重と関連して発症する疾患

低出生体重との関連が明確な疾患	低出生体重との関連が想定されている疾患
高血圧・冠動脈疾患・（2型）糖尿病 脳梗塞・脂質代謝異常・血液凝固能の亢進	慢性閉塞性肺疾患・うつ病・統合失調症・行動異常 子宮および卵巣重量・思春期早発症・乳がん・前立腺がん 睾丸がん　ほか

*1【RDS】＝(infant)respiratory distress syndrome、新生児呼吸窮迫症候群。

表3 血糖コントロールの目安

〈妊娠前〉

空腹時血糖値	70～100mg/dL
食後1時間値	140mg/dL未満
食後2時間値	120mg/dL未満
HbA1c	6.2%未満

〈妊娠中〉

空腹時血糖値	70～100mg/dL
食後2時間値	120mg/dL未満
HbA1c	4.7～6.2%
グリコアルブミン（GA）	11.0～15.7%

※妊娠許可条件としては、糖尿病網膜症の場合は単純網膜症までなら可能とされる。また、糖尿病腎症の場合は腎症2期（早期腎症）までが望ましい。

4）妊娠週数と血糖値の関係

①妊娠初期

妊娠初期は、胎児の体のさまざまな器官や、胎盤などの胎児付属物ができる大切な時期です。この時期に血糖コントロールが不良であると、胎児へ影響が及ぶ可能性があります。奇形発生頻度は、HbA1cが6.4%未満では正常妊婦と同等であり、6.4～8.4%では正常妊婦の5倍、10.5%以上では25倍になります。

このように、胎児奇形の発生率は母体の高血糖と相関関係があるため、胎児発生時期（妊娠4～12週ごろ）に血糖値が正常だったかを確認する必要があります。

②妊娠中期以降

巨大児などの胎児発育異常を予防するためには、妊娠32週までの母親の血糖正常化が必要です。妊娠週数が進むにつれてインスリン抵抗性が増大し、血糖値が上昇するため、インスリン必要量が通常の1.5～2倍になることもあり、細かな経過観察が必要です。

③産　後

母乳育児の場合、標準体重1kgあたり30kcal＋600kcalを目安に、体重増加に注意しながら摂取カロリーを調整します。授乳時の低血糖にも注意が必要です。授乳中は、内服ではなく、必要に応じてインスリン療法を継続します。

妊娠糖尿病妊婦の多くは産後、耐糖能が正常化します。しかし、中高年期の糖尿病への高い移行率や、児の肥満・糖尿病の高い発症率を考えると、食生活を中心とした生活習慣の管理は、産後も継続が必要となります。また、1年に1回は定期検査を受けることが大切です。

〈引用文献〉
1. 日本糖尿病学会編：糖尿病治療ガイド　2012-2013．文光堂，東京，2012：87-89．
2. 福井トシ子編著：糖尿病妊婦の周産期ケア．メディカ出版，大阪，2005：63．
3. 平松祐司：糖尿病の新診断基準と今後の対応．月刊糖尿病　2011；3(10)：14-19．
4. 日本糖尿病学会編：科学的根拠に基づく糖尿病診療ガイドライン，改訂第2版．南江堂，東京，2007：183-188．

Part 6 ● 糖尿病看護

7 糖尿病腎症は、早期の対処により、予防・進展抑制が可能となる

水野美華

> **Point** 早期介入では患者のできることから始め、継続していくことが重要である

1）糖尿病腎症の予防・進展抑制のため、できるだけ早期から血糖・血圧管理を行う

糖尿病の三大合併症（糖尿病網膜症、糖尿病腎症、糖尿病神経障害）の1つである糖尿病腎症は、自覚症状のないまま進行し、ある程度進行してしまうと進行を阻止することや改善することができなくなり、最終的には透析療法が必要となります（表1）。したがって、できるだけ早期に進展を抑制するために、厳密な血糖・血圧管理を行うことにより、腎症の予防・進展抑制（微量アルブミン尿[*1]の減少や、微量アルブミン尿期から正常アルブミン尿期へ移行させること）が可能であることが明らかとなっています[1,2]。

2）高血圧患者には塩分コントロール、肥満患者には行動療法の併用も促す

糖尿病腎症の予防・進展抑制のために、血糖コントロールが欠かせないことは言うまでもありませんが、特に糖尿病患者で高血圧を合併する患者については、血糖コントロールのための食事療法に加え、塩分を控えることが大切です（表1）。さらに肥満のある患者については、体重コントロールに努めることも

表1 糖尿病腎症生活指導基準

病　期	GFR 尿蛋白	食塩(g/日)	血糖コントロール 総エネルギー (kcal/kg/日)
第1期（腎症前期）	正常-高値 陰性	制限せず過剰は避ける	糖尿病食を基本とし 血糖コントロールに努める 25-30
第2期（早期腎症期）	正常-高値 微量アルブミン尿	制限せず過剰は避ける	厳格な血糖コントロール 25-30
第3期A（顕性腎症前期）	60mL/分以上 蛋白尿1g/日未満	7-8	厳格な血糖コントロール 25-30
第3期B（顕性腎症後期）	60mL/分未満 蛋白尿1g/日以上	7-8	血糖コントロール 30-35
第4期（腎不全期）	高窒素血症 蛋白尿	5-7	血糖コントロール 30-35
第5期（透析療法期）	———	7-8	血糖コントロール 35-40

（文献3より引用改変）

[*1] 尿中微量アルブミン。尿中アルブミンの排泄量が基準範囲のものと比べ、微量アルブミン尿を呈する症例では、将来的に持続性蛋白尿に進行する確率が高いことや、増殖性網膜症や心血管系疾患で死亡するリスクファクターとしての意義も注目されている。

重要で、==減量とその長期維持には行動療法の併用が有効である==(エビデンス)ため、毎日体重測定および記録をする、あるいは食事記録（食べたものをすべて書き出す）をすることにより、患者自身が間食・過食、食事内容の問題点に気づき、それにより行動が変わることが期待できます。

ただし、いずれの場合も、患者がやるべきことについては、一度にたくさんの事柄を押し付けるのではなく、患者自身が「それならできそう」と思えるよう、より具体的な内容を提示し、"できること"から始めることが望ましい行動の継続につながります。

〈引用文献〉
1. Araki S, Haneda M, Sugimoto T, et al. Factors associated with frequent remission of microalbuminuria in patients with type 2 diabetes. *Diabetes* 2005；54(10)：2983-2987.
2. Yamada T, Komatsu M, Komiya I, et al. Development, progression, and regression of microalbuminuria in Japanese patients with type 2 diabetes under tight glycemic and blood pressure control：the Kashiwa study. *Diabetes Care* 2005；28(11)：2733-2738.
3. 日本糖尿病学会編：糖尿病治療ガイド2012-2013. 文光堂, 東京, 2012：78-79.

Part 6 ● 糖尿病看護

8 カーボカウント法を正しく理解しよりよい血糖コントロールとQOLの改善をめざす

兵頭裕美

> **Point** カーボカウント法＝炭水化物制限ではない。
> 良好な血糖コントロールと豊かな食生活を得るための一手段である

1）カーボカウント法とは

　carbohydrate counting（炭水化物計算法）を略してカーボカウント法と呼び、食後の血糖上昇に最も影響を与える炭水化物に重点を置いた食事療法の1つです。

　1990年代前半に行われた1型糖尿病を対象とした大規模研究DCCT[*1]で、カーボカウント法は食事療法の1つに採用されました。その後、米国糖尿病学会（American Diabetes Association：ADA）は、血糖コントロールのための食事療法において炭水化物は量が重要であるとの見解を打ち出しました。2002年にイギリスで発表されたDAFNE[*2]研究では、血糖コントロール不良な1型糖尿病患者を対象として、カーボカウント指導により、重症低血糖を増やすことなくHbA1cが改善することが証明されました。

　糖尿病患者における食後血糖値の変動は、何を摂取するかにより変わります。図1に示すように、炭水化物が最も血糖値に影響します。超速効型インスリンの作用時間が炭水化物の血糖上昇時間に適合すること、日本人の食事は欧米と比較して炭水化物を多く含むことから、近年、日本においてもその重要性・有用性が高まっています。

2）基礎カーボカウントと応用カーボカウント

　基礎カーボカウントでは、食品に含まれる栄養素と食後の血糖値の変動の関係を学び、許容範囲内で炭水化物量を正しく調整して食後の高血糖の度合いを推定します。血糖値の変動に対し、食事や薬剤、身体活動度が及ぼす影響についても学ぶことが重要になります。

　一方、応用カーボカウントは、強化インスリン療法中の患者が適応となり、食品中の炭水化物量とインスリン投与量を適合させることが中心となります。インスリン療法を行っている患者にとっては、炭水化物量に応じてインスリン量を決定できるので利便性は高いのですが、基礎カーボカウントの学習を経ることが必須となります。

3）カーボカウントと低炭水化物ダイエットの違い

　低炭水化物ダイエットとは、炭水化物を減らすことでインスリンの分泌を減らし、脂肪をエネルギーとして使うことでやせようというダイエット方法です。これに対し、カーボカウントはやせるための方法ではありません。食事中の炭水化物が血糖値に与える影響を知ることで、血糖をコントロールしようという考え方です。カーボカウントは健常人に近い炭水化物摂取を目標としており、炭水化物を減らすことを勧めている方法ではありません。

　現時点で、糖尿病患者に対する低炭水化物ダイエットの有効性およびリスクについて

図1 糖尿病患者における三大栄養素と血糖変動の関係

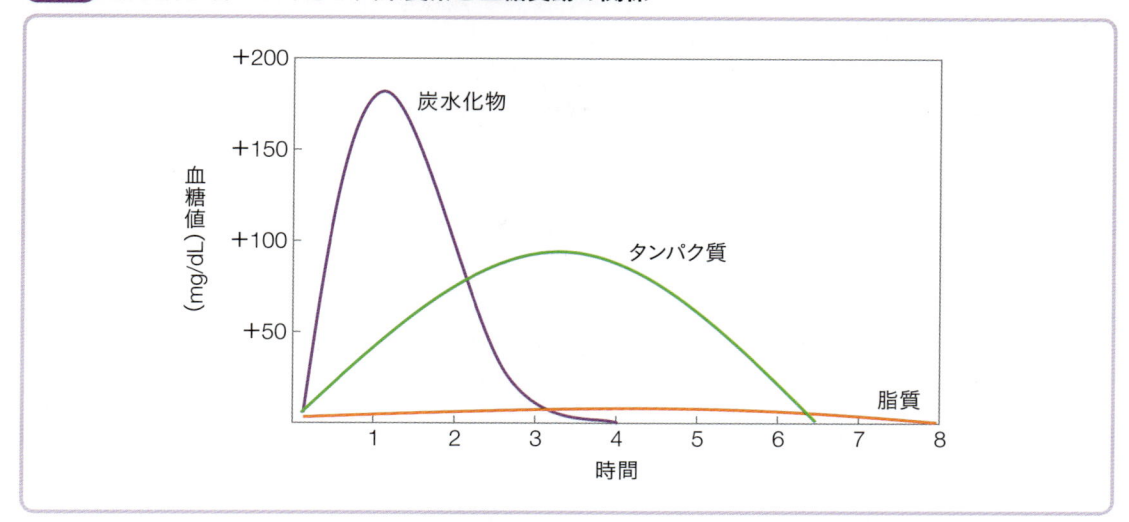

（縦軸：血糖値（mg/dL）、横軸：時間）
炭水化物／タンパク質／脂質

は、質の高いエビデンスが存在せず、長期的な予後に対する影響は不明です。一方、カーボカウントは、上手に炭水化物を摂取することでバランスのよい豊かな食生活を助けてくれる方法だといえます。

〈引用文献〉
1. DAFNE Study Group. Training In Flexible, Intensive Insulin Management To Enable Dietary Freedom In People With Type 1 Diabetes：Dose Adjustment For Normal Eating（Dafne）Randomised Controlled Trial. BMJ 2002；325(7367)：746-749.
2. 佐野喜子, 坂根直樹監修：すぐわかる！できる！糖尿病の食事療法 カロリーつきカーボカウントナビ. エクスナレッジ, 東京, 2010.
3. 村田 敬：糖尿病3Cワークブック. 中山書店, 東京, 2013.
4. 大阪市立大学大学院医学研究科発達小児医学教室, 大阪市立大学医学部附属病院栄養部編：糖尿病のあなたへ かんたんカーボカウント～豊かな食生活のために～, 改訂版. 医薬ジャーナル社, 東京, 2010.

---

*1【DCCT】＝Diabetes Control and Complications Trial、1型糖尿病を対象に合併症抑制における厳格な血糖コントロールの意義を検証した大規模臨床研究。
*2【DAFNE】＝Dose Adjustment for Normal Eating、1型糖尿病を対象に食事で摂取する炭水化物量に応じてインスリン量を調整する強化インスリン療法。

参考になるガイドライン他資料

褥瘡・創傷・失禁

- 日本褥瘡学会：褥瘡予防・管理ガイドライン第3版.2012.
  - →http://www.jspu.org/jpn/info/pdf/guideline3.pdf
- NPUAP/EPUAP合同制作のガイドライン：Pressure Ulcer Prevention & Treatment Quick Reference Guide
  - →http://www.cape.co.jp/medical/
  - →http://www.epuap.org/guidelines/Final_Quick_Treatment.pdf
  - http://www.epuap.org/guidelines/Final_Quick_Prevention.pdf
- 日本皮膚科学会：褥瘡診療ガイドライン．2011．
  - →http://www.dermatol.or.jp/upfile/1372912942_2.pdf
- 日本皮膚科学会：創傷・熱傷ガイドライン第1版．金原出版，東京，2012．
  - →http://www.dermatol.or.jp/news/news.html?id=162
- 日本皮膚科学会：熱傷診療ガイドライン．2011．
  - →http://www.dermatol.or.jp/index.html

感染

- CDCガイドライン
  - →http://hica.jp/cdcguideline/
- SSI防止のためのCDCガイドライン
  - →http://www.cdc.gov/hicpac/pdf/guidelines/SSI_1999.pdf
- CDC：Guideline for Prevention of Catheter-associated Urinary Tract Infections, 2009.
  - →http://www.cdc.gov/hicpac/pdf/CAUTI/CAUTIguideline2009final.pdf
- 矢野邦夫 監訳：カテーテル関連尿路感染の予防のためのCDCガイドライン．メディコン，大阪，2009．
  - →http://www.medicon.co.jp/kdb/CDCG2009/_SWF_Window.html?mode=1062
- 満田年宏 訳，著：血管内留置カテーテル関連感染予防のためのCDCガイドライン2011．ヴァンメディカル，東京，2011．
- WHO：WHO Guidelines on Hand Hygiene in Health Care
  - →http://whqlibdoc.who.int/publications/2009/9789241597906_eng.pdf
- CDC：Guideline for Hand Hygiene in Health-Care Settings. MMWR 2002; 51 (RR-16)．
  - →http://www.cdc.gov/mmwr/PDF/rr/rr5116.pdf
- 大久保憲，小林寛伊 訳：医療現場における手指衛生のためのCDCガイドライン．メディカ出版，大阪，2003．
- CDC：2007 Guideline for Isolation Precautions: Preventing Transmission of Infectious Agents in Healthcare Settings．
  - →http://www.cdc.gov/hicpac/pdf/isolation/Isolation2007.pdf
- 国立大学病院集中治療部協議会：ICU感染防止ガイドライン改訂第2版．じほう，東京，2013．
- 日本呼吸器学会：医療・介護関連肺炎（NHCAP）診療ガイドライン．メディカルレビュー社，東京，2011．
  - →http://www.jrs.or.jp/home/uploads/photos/1050.pdf

救急・集中治療

- AHA：AHA心肺蘇生と救急心血管治療のためのガイドライン2010（日本語版）．シナジー，東京，2012．
- 日本蘇生協議会・日本救急医療財団：JRC蘇生ガイドライン2010．へるす出版，東京，2011．
  → http://minds.jcqhc.or.jp/n/med/4/med0110/G0000380/0001
- 日本呼吸器学会：ALI/ARDS診療のためのガイドライン第2版．学研メディカル秀潤社，東京，2010．
- 日本呼吸器学会：COPD（慢性閉塞性肺疾患）診断と治療のためのガイドライン第4版．メディカルレビュー社，東京，2013．
- 日本呼吸器学会：NPPV（非侵襲的陽圧換気療法）ガイドライン．南江堂，東京，2006．
- 日本救急看護学会：改訂外傷初期看護ガイドラインJNTEC．へるす出版，東京，2010．
- 日本外傷学会，日本救急医学会：外傷初期診療ガイドラインJATEC改訂第4版．へるす出版，東京，2012．
- 日本呼吸療法医学会：気管吸引ガイドライン2013（成人で人工気道を有する患者のための）．人工呼吸 2013；30：75-91．
  → http://square.umin.ac.jp/jrcm/pdf/kikanguideline2013.pdf
- 日本呼吸療法医学会：急性呼吸不全による人工呼吸患者の栄養管理ガイドライン2011年版．人工呼吸 2012；29：75-120．
  → http://square.umin.ac.jp/jrcm/pdf/eiyouguidline2011.pdf
- 日本呼吸器学会，日本呼吸管理学会：酸素療法ガイドライン．メディカルレビュー社，東京，2006．
- 日本呼吸療法医学会：人工呼吸中の鎮静のためのガイドライン．人工呼吸 2007；24：146-167．
  → http://square.umin.ac.jp/jrcm/contents/guide/page03.html
- 日本集中治療医学会：日本版敗血症診療ガイドライン．日集中医誌 2013；20：124-73．
  → http://www.jsicm.org/haiketu1305.html

がん関連

- 有害事象共通用語規準 v4.0日本語訳JCOG版（略称：CTCAE v4.0 - JCOG）（日本臨床腫瘍研究グループ）
  → http://www.jcog.jp/doctor/tool/CTCAEv4J_20130409.pdf
- NCCNガイドライン日本語版 → http://www.tri-kobe.org/nccn/guideline/index.html
- 日本緩和医療学会緩和医療ガイドライン作成委員会：がん疼痛の薬物療法に関するガイドライン2010年版．金原出版，東京，2010．
  → http://www.jspm.ne.jp/guidelines/pain/2010/index.php
- 日本緩和医療学会緩和医療ガイドライン作成委員会：がん患者の呼吸器症状の緩和に関するガイドライン2011年版．金原出版，東京，2011．
  → http://www.jspm.ne.jp/guidelines/respira/2011/pdf/respira01.pdf
- 日本緩和医療学会緩和医療ガイドライン作成委員会：がん患者の消化器症状の緩和に関するガイドライン2011年版．金原出版，東京，2011．
  → http://www.jspm.ne.jp/guidelines/gastro/2011/pdf/gastro02.pdf
- 日本緩和医療学会緩和医療ガイドライン作成委員会：苦痛緩和のための鎮静に関するガイドライン2010年版．金原出版，東京，2010．
  → http://www.jspm.ne.jp/guidelines/sedation/2010/index.php
- 日本緩和医療学会緩和医療ガイドライン委員会：終末期がん患者の輸液療法に関するガイドライン2013年版．金原出版，東京，2013．
- 日本癌治療学会：制吐薬適正使用ガイドライン2010年5月第1版．金原出版，東京，2010．

- →http://www.jsco-cpg.jp/item/29/index.html
- 日本胃癌学会：胃癌治療ガイドライン医師用2010年10月改訂第3版．金原出版，東京，2010．
  - →http://www.jgca.jp/guideline/index.html
- 大腸癌研究会：遺伝性大腸癌診療ガイドライン2012年版．金原出版，東京，2012．
- 聖路加看護大学外来がん化学療法看護ワーキンググループ外来がん化学療法看護ガイドライン1.抗がん剤の血管外漏出の予防・早期発見・対処2009年版．金原出版，東京，2008．
- 日本肝臓学会：科学的根拠に基づく肝癌診療ガイドライン2009年版．金原出版，東京，2009．
  - →http://www.jsh.or.jp/medical/guidelines/jsh_guidlines/examination_jp

嚥下障害

- 日本耳鼻咽喉科学会：嚥下障害診療ガイドライン－耳鼻咽喉科外来における対応－2012年版．金原出版，東京，2012．
- Acute stroke management. Dysphagia assessment. In: Canadian best practice recommendations for stroke care: 2006.
- Smith Hammond CA, Goldstein LB: Cough and aspiration of food and liquids due to oral-pharyngeal dysphagia: ACCP evidence-based clinical practice guidelines. Chest 2006; 129(1 Suppl): 154S-168S.
  - →http://journal.publications.chestnet.org/article.aspx?articleid=1084250&issueno=1_suppl

糖尿病

- 日本糖尿病学会：科学的根拠に基づく糖尿病診療ガイドライン 2013．南江堂，東京，2013．
- 日本糖尿病学会糖尿病治療ガイド2012-2013 血糖コントロール目標改訂版（抜粋）．
  - →http://www.jds.or.jp/modules/education/index.php?content_id=11
- 日本皮膚科学会：糖尿病性潰瘍・壊疽ガイドライン．日皮会誌2012；122(2)：281-319．

索引

あ

悪臭	60
──マネジメント	60
悪性黒色腫	65
悪性腫瘍	60
脚の挙上	64
圧切替型エアマットレス	2, 8
圧再分配	2
圧迫療法による皮膚トラブル	34
アドヒアランス	101
アライメント	27
アルコール擦式消毒剤	40
アルブミン（ALB）	36
安定した座位姿勢	28

い

易感染状態	124
意識レベルの変化	103
易出血性	60
胃食道逆流症	110
遺体の腐敗	72
一次治癒	22
イリタント薬	69
医療監査	57
医療機能評価	57
違和感	99
インアウト	84
インシデント	118
インスリン	122
──自己注射	127
──抵抗性	121
──分泌能検査	120
──量	118
咽頭残留	108
院内研修	52
院内製剤	60

う・え

ウォーター	4
腕の挙上	64
栄養改善	37
栄養の過剰投与	86
壊死	65, 69
──組織	32
嚥下	108
嚥下困難者用食品	108
嚥下困難者用食品の許可基準	109
嚥下食提供体制の整備	109
嚥下反射惹起	108
嚥下反射惹起遅延	108
炎症性抗がん剤	70
炎症性サイトカイン	74
エンゼルメイク	72
塩分	130

お

嘔吐	67
──中枢	67
応用カーボカウント	132
応力	6
オーバーフィーディング	86
悪寒戦慄	52
悪寒による震え	45
オキサリプラチン	75
オキシコドン	78
悪心	67
悪心・嘔吐	67
温罨法	71
温風式加温装置	46

か

カーボカウント法	132
回顧的	56
開放式吸引	82
潰瘍・壊疽の発生	32
外用剤	15
加温	45
化学受容体引金帯	67
下気道	94
角質細胞間脂質	12
喀痰の吸引量	85
下肢圧迫療法	34
下肢潰瘍患者の「足浴」	30
下肢血流障害	32
下肢の痛み	32
仮性球麻痺	106
家族の意向	73
合併症対策	54
カテーテル関連尿路感染予防のためのCDCガイドライン2009	48
過敏症	41
カフ圧	94
カフ圧計	94
カフ圧の測定	95
芽胞形成性細菌	12
換気血流比不均等分布	98
冠血流圧	80
がん性皮膚潰瘍	60
寒天	111
がん疼痛の薬物療法に関するガイドライン・2010年版	77

き

起壊死性抗がん剤	70, 71
起炎症性抗がん剤	70
気管吸引	84
気管挿管患者	90
気管チューブ	94
きざみ食	108
基礎インスリンの補充	123
基礎カーボカウント	132
気体のリーク	94
喫煙状況	53
着物の逆さ合わせ・縦結び	73
逆流防止弁	64
キャップ	47
吸引チューブ	84
急性嘔吐	68
急性期医療施設におけるSSI防止のための戦略	44
急性呼吸促迫症候群	98
急性呼吸不全	98
球麻痺	106
強化インスリン療法	132
胸腔内圧	72
胸骨圧迫	80
局所陰圧閉鎖療法	15
虚血	32
巨大児	129
禁煙	53
菌血症	52, 87

く

空腹時血中インスリン	120
空腹時血中Cペプチド	120
空腹時血糖値	129
クライオセラピー	74
グリコアルブミン（GA）	129
クリッパー	41

クリニカルコロナイゼーション‥30
クリニカルベストプラクティス‥ix
クリンダマイシン‥60

━━━━ け ━━━━
ケアバンドル‥55, 56
計画妊娠‥127
経口血糖降下薬‥122
携帯型接触圧力測定器パームQ®‥5
経腸栄養‥86
経腸栄養剤の半固形化栄養法‥110
経腸栄養ポンプ‥86
経鼻胃チューブ‥110
経皮酸素分圧‥33
頸部前屈‥106
外科用マスク‥47
血液‥62
　――培養‥52
血管外漏出‥65, 69
血管痛‥65
血糖コントロール
　‥44, 87, 118, 126, 132
　――自己測定‥126
　――値‥118
　――変動‥133
血流障害‥124
　――増加‥6
　――評価方法‥32
下痢‥110
幻覚‥103
厳密な血糖コントロール‥87

━━━━ こ ━━━━
抗がん剤‥65
　――，起壊死性‥70, 71
　――，起炎症性‥70
抗菌炭酸温浴剤‥31
抗菌薬‥60
口腔ケア‥113
　――内水分含有値‥114
　――内保湿剤製品‥113
　――内冷却法‥74
　――粘膜‥74
　――粘膜ケア‥113
硬結‥65
高血糖高浸透圧昏睡‥118
高血糖是正‥120
交差感染‥82
抗腫瘍効果‥74
合成セラミド含有皮膚洗浄剤‥12
高体温‥73

好中球減少‥74
行動療法‥131
高度無菌バリアプレコーション‥47
口内炎‥74
高粘度‥111
高PEEP‥82
高分子吸収剤‥72
誤嚥‥106, 108
呼吸器合併症‥92
骨突出部へのマッサージ‥6
コラーゲン産生低下‥53
混合静脈血酸素飽和度‥96
コンプライアンス‥100, 101

━━━━ さ ━━━━
サーベイランス‥56
座位‥106
細菌コロニー数‥11
採血量‥52
再挿管‥99
サイトカイン‥14
採尿チューブ‥48
採尿ポート‥49
再分布性低体温‥45
細胞外液‥62
　――成長因子‥14
　――毒性‥12, 21
　――内液‥62
サブスタンスP‥67
座面用クッション‥28
酸素化‥96
　――低下‥53
三大栄養素‥133
サンプルポート‥48

━━━━ し ━━━━
持効型溶解インスリン‥122
死後の処置‥72
自己抜管‥91
四肢挙上‥64
　――の浮腫解消‥64
沈める‥2
持続する発赤‥6
持続痛‥77
失禁関連皮膚障害‥17, 19
シックデイ‥118
失見当識‥103
湿潤環境下療法‥14
自動運動機能‥64
自発呼吸テスト‥92
シバリング‥45

しびれ‥32
弱酸性石けん‥20
　――洗浄剤‥11
遮光‥65
シャワー浴‥31
集合リンパ管‥64
周産期合併症‥127
重心移動‥29
重篤肺炎‥73
宿主の防御機構‥42
手術時手洗い‥40
手術創の消毒‥21
　――部位感染
　　‥21, 24, 40, 41, 42, 53
腫脹‥65, 73
出血‥60
術後回復強化（ERAS）‥26
術後補助化学療法‥75
消臭剤‥60
症状の変動‥103
食後2時間値‥129
　――高血糖‥126
食事記録‥131
　――療法‥130
褥瘡の予防＆治療クイック
　リファレンスガイド‥6, 13
褥瘡発生率‥2
植皮部‥31
徐放性製剤‥77
除毛‥41
　――剤‥41
白い布‥73
真菌感染症‥17
心血管疾患‥126
人工気道チューブ‥99
人工気道チューブ交換の適応‥99
人工肛門・人工膀胱造設術前処置
　‥25
人工呼吸‥80
人工呼吸患者の気管吸引‥82
人工呼吸器回路‥82
人工呼吸器関連肺炎（VAP）
　‥82, 94, 97, 99
進行性‥60
滲出液‥14, 24, 60
浸軟‥13
深部静脈血栓症‥34, 92

━━━━ す ━━━━
水銀圧‥94
膵臓β細胞‥122

水柱圧	94	
水道水	40	
睡眠／覚醒サイクルの障害	103	
スキンケア	11	
スクイージング	85	
スクラブ法	40	
スクリーニングツール	104	
ステロイド	6, 69	
ストーマサイトマーキング	25	
──装具	25	
すべり機能つきドレッシング材	6	
スポンジブラシ	113	
スライディングスケール	118	

せ

背当て付きクッション	28
生活スケジュール	127
静止型マットレス	3
精神運動的な興奮あるいは遅滞	103
制吐薬	67
制吐薬適正使用ガイドライン	67
生理食塩液	11, 96
責任インスリン	118
ゼリー	107
──用食品	111
セルフケア教育	124
セロトニン	67
線維芽細胞	21
洗浄	30
せん妄	102
──判定用のスクリーニングツール	102

そ

創周囲皮膚の洗浄	11
創傷被覆材	17
創の一次治癒	53
速放性製剤	77
足浴	30
組織横断的なチーム	55
組織間液	62
組織障害性	69
──耐久性	13

た

体圧分散	28
体圧分散寝具	2
体位	64
体幹角度30度	106
体幹姿勢の調節	106
大規模研究DCCT	132
体腔からの漏液	72
胎児の高インスリン血症	127
胎児発育異常	129
体重コントロール	130
対象限定サーベイランス	57
耐糖能	129
耐糖能障害	127
ダカルバジン	65
多臓器不全	36, 73, 102
脱臭器	60
タッピング	85
炭水化物計算法	132
炭水化物制限	132
弾性ストッキング	34
弾性包帯	34
タンパク合成能の低下	36

ち

知覚神経障害	125
知覚の低下	124
遅発性嘔吐	68
注意力欠如	103
中心静脈栄養	36, 86
中心静脈カテーテル	47
──関連血流感染	47
──挿入	47
チューブタイプ	111
腸管粘膜の変化	86
超速効型インスリン	132
鎮静	90, 92
──深度	89
──スケール	89
──中断	92

つ・て

追加インスリン	122
包む	2
爪切り	124
低栄養	36
低温熱傷	124
低活動性せん妄	102
低血糖	119
低出生体重	128
低体温防止	45
低炭水化物ダイエット	132
低粘度	111
剃毛	41
滴下変動	65
データ収集	56
電動式生体用洗浄器	13
天然保湿因子	12

と

トイレッティング	96
頭側挙上30度	8
糖尿病合併症管理料	124
糖尿病合併妊娠	127
糖尿病ケア	120
──ケトアシドーシス	118
──神経障害	130
──腎症	130
──足病変	124
──妊婦	127
──網膜症	130
トータルケア	16
特別用途食品	108
徒手的胸郭圧迫	85
突出痛	77
ドライスキン	13
トライツ靭帯	111
トランスフェリン（Tf）	36
トリガー	82
ドレープ	47
トレックス-C	61
ドレッシング材	15
ドレナージ効果	98
とろみ調整食品	110, 111

な・に

難治性	60
──潰瘍	69
ニコチン	53
二酸化炭素	62
二次治癒	22
乳がん治療	63
尿検体	48
尿中Cペプチド	120
尿道留置カテーテル	48, 50
──関連尿路感染症	48, 50
妊娠高血圧症候群	127
──糖尿病	127

ね・の

ネックジャケット	61
粘度調整食品	110, 111
濃厚流動食用固形化補助食品	111
ノンビシカント薬	69

は

パー・プロトコール解析	53
肺炎予防ガイドライン	100
バイオフィルム	31, 97
敗血症	36, 73

索引　139

ハイドロコロイド ………………… 23
ハイブリット …………………………4
肺容量 …………………………… 83
バクテリアル・トランス
　ロケーション ………………… 36, 86
白血球 …………………………… 14
撥水効果のあるスキンケア製品 ‥ 20
撥水剤 …………………………… 19
発熱 ……………………………… 52
歯ブラシ ……………………… 113
バランス ………………………… 27
パロノセトロン塩酸塩 ………… 68
半固形化栄養剤 ………… 110, 111
　──栄養法 ………………… 110

ひ

微温湯 …………………………… 11
皮下出血 ……………………… 7, 73
光分解 …………………………… 65
非固着性創傷被覆保護材 ……… 61
ビシカント薬 …………………… 69
皮脂膜 …………………………… 12
肥満 ……………………………… 130
非薬物療法 ……………………… 78
標準マットレス ………………………2
標準予防策 ……………………… 48
表皮剥離 …………………………… 7
微量アルブミン尿 ……………… 130

ふ

フィードバック ………… 55, 57, 101
フェンタニル …………………… 78
不穏症状 ……………………… 102
腹臥位療法 ……………………… 98
副腎皮質ステロイド …………… 69
腹膜炎 …………………………… 73
含み綿 …………………………… 73
不適切な会話あるいは情緒 …… 103
プラークコントロール ………… 113
プラーク除去 ………………… 113
フルオロウラシル ……………… 74
プレアルブミン（PA）………… 36
フローシート …………………… 51
プロスペクティブ ……………… 56
プロポフォール ………………… 90

へ

閉眼 ……………………………… 73
閉口 ……………………………… 73
米国医療の質改善協会 ………… 55
米国胸部学会（ATS）………… 99

米国褥瘡諮問委員会（NPUAP）……2
米国糖尿病学会 ……………… 132
閉鎖式吸引 ……………………… 82
閉塞性動脈性疾患 ……………… 16
胼胝削り ……………………… 124
便中の消化酵素 ………………… 20

ほ

包括的サーベイランス ………… 57
膀胱洗浄 ………………………… 48
ホジキン病 ……………………… 65
ポジショニングクッション ………9
保湿効果 ………………………… 31
母体の血糖コントロール …… 127
ボタン式タイプ ……………… 111
発赤 ……………………………… 65
ポリウレタンフィルム ………… 23

ま・み

前向き …………………………… 56
麻酔覚醒時の不快感 …………… 45
麻酔導入前後 …………………… 43
末梢循環の低下 ………………… 53
末梢神経障害 …………………… 75
末梢挿入式中心静脈カテーテル‥ 47
マルチグローブ ……………………9
耳たぶの硬さ …………………… 94

む・め

無気肺 …………………………… 84
無鎮静 ……………………… 90, 92
滅菌ガーゼ ……………………… 22
　──ガウン …………………… 47
　──したドレッシング材 …… 22
　──水 ………………………… 40
　──手袋 ……………………… 47
メディ・ウォッシュ …………… 13
メトクロプラミド ……………… 86
メトロニダゾール（MTZ）…… 60
免疫能低下 ………………… 36, 53

も

モイスト・ウンド・ヒーリング ‥ 14
毛細血管 …………………………… 6
　──リンパ管 ………………… 62
モルヒネ ………………………… 78

や・ゆ・よ

薬剤の治療域濃度 ……………… 42
輸送機能傷害 …………………… 64
予測性嘔吐 ……………………… 68

予防的抗菌薬の投与 …………… 42
予防的フットケア …………… 124
ヨーロッパ緩和ケア学会（EAPC）
　………………………………… 77

ら・り・る

ライフスタイル ……………… 122
ラビング法 ……………………… 40
リモイス®パッド ………………… 7
臨時追加投与 …………………… 77
鱗屑量 …………………………… 11
リンパ液 ………………………… 62
　──の流れ ……………………… 6
リンパ球 ………………………… 63
リンパ節郭清 …………………… 62
リンパ浮腫 ………………… 63, 64
ルーチン ………………………… 99

れ・ろ・わ

冷罨法 …………………………… 71
冷感 ……………………………… 32
冷却 ……………………………… 73
レーザードプラセンサー ……… 33
レスキュードーズ ……………… 77
レチノール結合タンパク（RBP）‥ 36
レトロスペクティブ …………… 56
漏液 ……………………………… 72
漏出 ……………………………… 72
老廃物 …………………………… 62
綿詰め …………………………… 72

欧文

ABI（ankle brachial pressure
　index、足関節上腕血圧比）… 33
ADA（American Diabetes
　Association、米国糖尿病学会）
　……………………………… 132
ARDS（acute respiratory distress
　syndrome、急性呼吸促迫症候群）
　………………………………… 98
ASCO（American Society of Clinical
　Oncology、米国臨床腫瘍学会）… 60
ASケア® ………………………… 31
ATS（American Thoracic
　Society、米国胸部学会）…… 99
BOT療法 ……………………… 122
CAM-ICU（confusion assessment
　method for ICU）………… 102
CAUTI（catheter-associated urinary
　tract infection、尿道留置カテーテ
　ル関連尿路感染症）………… 48

CDC（Centers for Disease Control and Prevention、米国疾病予防管理センター）……… 41
CDCガイドライン……………… 36
CINV（chemotherapy-induced nausea and vomiting、がん化学療法による悪心・嘔吐）………… 67
CPR（cardiopulmonary resuscitation、心肺蘇生）……… 80
CRBSI（catheter related blood stream infection、カテーテル関連血流感染）……………………… 47
CTZ（chemoreceptor trigger zone、化学受容体引金帯）……… 67
CVC（central venous catheter、中心静脈カテーテル）…………… 47
DVT（deep venous thrombosis、深部静脈血栓症）……………34, 92
DVT予防ガイドライン…………… 34
EAPC（European Association for Palliative Care、ヨーロッパ緩和ケア学会）……………………… 77
EPUAP（European Pressure Ulcer Advisory Panel、ヨーロッパ褥瘡諮問委員会）……………… 6
ERAS（enhanced recovery after surgery、術後回復強化）……… 26
FOLFILI療法……………………… 75
FOLFOX療法………………… 74, 75
GDM（gestational diabetes mellitus、妊娠糖尿病）………… 127
GERD（gastroesophageal reflux disease、胃食道逆流症）……… 110
GLP-1作動薬…………………… 127
HbA1c濃度……………………… 44
IAD（incontinence-associated dermatitis、失禁関連皮膚障害）……………………………… 19
ICDSC（intensive care delirium screening checklist）…… 102, 103
IHI（Institute for Healthcare Improvement、米国医療の質改善協会）…………………… 55, 100
MASCC（Multinational Association of Supportive Care in Cancer、国際がんサポーティブケア学会）………………67, 74
mFOLFOX6療法………………… 75
NCCN（the National Comprehensive Cancer Network、全米がんセンターネットワーク）……………… 67
NGSP（National Glycohemoglobin Standardization Program、国際標準値）……………………… 44
NK1受容体……………………… 67
NPUAP（National Pressure Ulcer Advisory Panel、米国褥瘡諮問委員会）…………………………… 6
OGTT（oral glucose tolerance test、経口ブドウ糖負荷試験）……… 127
PEEP（positive end-expiratory pressure ventilation、呼気終末陽圧換気）……………………… 82
PEGカテーテル……………… 111
PG加圧バッグ………………… 112
PICC（peripherally inserted central catheter、末梢挿入式中心静脈カテーテル）……………………… 47
PIP（peak inspiratory pressure、最高気道内圧）………………… 84
SMBG（self-monitoring of blood glucose、血糖自己測定）……… 126
SPP（skin perfusion pressure、皮膚灌流圧）……………………… 33
SSI（surgical site infection、手術部位感染）…………21, 24, 40
SSIサーベイランス……………… 55
SSI防止のためのCDCガイドライン……………………… 41, 44, 45
TPN（Total parenteral nutrition、中心静脈栄養）………………36, 86
V.A.C.®ATS治療システム……… 15
VAP（ventilator-associated pneumonia、人工呼吸器関連肺炎）…………………………82, 100
VC（vomiting center、嘔吐中枢）……………………………… 67
5-FU/LV療法…………………… 75
5-FU急速投与…………………… 74
5HT$_3$受容体…………………… 67
30mLカテーテルチップ………… 110
30度頭部挙上………………… 100
90度ルール……………………… 27

最新エビデンスに基づく「ここが変わった」看護ケア

2013年10月23日　第1版第1刷発行	編　集	道又　元裕
	発行者	有賀　洋文
	発行所	株式会社　照林社
		〒112-0002
		東京都文京区小石川2丁目3-23
		電話　03-3815-4921（編集）
		03-5689-7377（営業）
		http://www.shorinsha.co.jp/
	印刷所	共同印刷株式会社

- 本書に掲載された著作物（記事・写真・イラスト等）の翻訳・複写・転載・データベースへの取り込み、および送信に関する許諾権は、照林社が保有します。
- 本書の無断複写は、著作権法上の例外を除き禁じられています。本書を複写される場合は、事前に許諾を受けてください。また、本書をスキャンしてPDF化するなどの電子化は、私的使用に限り著作権法上認められていますが、代行業者等の第三者による電子データ化および書籍化は、いかなる場合も認められていません。
- 万一、落丁・乱丁などの不良品がございましたら、「制作部」あてにお送りください。送料小社負担にて良品とお取り替えいたします。（制作部☎0120-87-1174）

検印省略（定価はカバーに表示してあります）
ISBN978-4-7965-2305-9
©Yukihiro Michimata/2013/Printed in Japan